内分泌疾病
有问必答

刘云峰　章　毅/主编

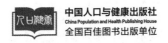

中国人口与健康出版社
China Population and Health Publishing House
全国百佳图书出版单位

图书在版编目（CIP）数据

内分泌疾病有问必答 / 刘云峰，章毅主编 . —— 北京：
中国人口与健康出版社，2024.10.——ISBN 978-7-5238
-0003-4

Ⅰ . R58-44

中国国家版本馆 CIP 数据核字第 2024FP9239 号

内分泌疾病有问必答

NEIFENMI JIBING YOU WEN BI DA

刘云峰　章毅　主编

责 任 编 辑	刘继娟	
装 帧 设 计	华兴嘉誉	
责 任 印 制	王艳如　任伟英	
出 版 发 行	中国人口与健康出版社	
印　　　刷	中煤（北京）印务有限公司	
开　　　本	880 毫米 × 1230 毫米　1/32	
印　　　张	6.125	
字　　　数	120 千字	
版　　　次	2024 年 10 月第 1 版	
印　　　次	2024 年 10 月第 1 次印刷	
书　　　号	ISBN 978-7-5238-0003-4	
定　　　价	39.80 元	

微　信 ID	中国人口与健康出版社		
图 书 订 购	中国人口与健康出版社天猫旗舰店		
新 浪 微 博	@ 中国人口与健康出版社		
电 子 信 箱	rkcbs@126.com		
总编室电话	（010）83519392		
办公室电话	（010）83519400	发行部电话	（010）83557247
传　　　真	（010）83519400	网销部电话	（010）83530809
地　　　址	北京市海淀区交大东路甲 36 号		
邮　　　编	100044		

编 委 会

主　　编　刘云峰　山西医科大学第一医院

　　　　　章　毅　山西医科大学基础医学院

副 主 编　王　彦　山西医科大学第一医院

　　　　　许林鑫　山西医科大学第一医院

编　　者　尹建红　山西医科大学第一医院

　　　　　白　涛　山西医科大学第一医院

　　　　　吕冬青　山西医科大学第一医院

　　　　　刘子昂　山西医科大学基础医学院

　　　　　刘娟娟　山西医科大学第一医院

　　　　　安　琴　长治市人民医院

　　　　　齐一洁　山西医科大学第一临床医学院

　　　　　李　阳　临汾市人民医院

　　　　　李　茹　山西医科大学第一临床医学院

　　　　　李　捷　山西医科大学第一临床医学院

李华青　晋中市第二人民医院

李林徽　太原市中心医院

李梦男　山西医科大学第一临床医学院

李静娜　阳煤集团总医院

杨喜枫　山西医科大学第一临床医学院

杨露阳　山西医科大学第一医院

张　健　山西医科大学第一临床医学院

张红艳　灵石县人民医院

张佳鑫　山西医科大学第一临床医学院

武志勇　孝义市人民医院

武宝峰　山西医科大学第一临床医学院

武格帆　山西医科大学第一临床医学院

郑　芬　山西医科大学第一医院

郑爱荣　寿阳县人民医院

赵艳丽　山西医科大学第一医院

郝晋璇　山西医科大学第一临床医学院

贺　琼　山西医科大学第一临床医学院

崔俊芳　山西医科大学第一医院

梁　波　寿阳县人民医院

梁　栋　山西医科大学第一医院

韩敏敏　山西医科大学第一临床医学院

蔺亚斌　临汾市中心医院

绘　画　祁晓雪　山西医科大学第一临床医学院

苏　鸿　山西医科大学第一医院

王雨涛　山西医科大学第一临床医学院

齐一洁　山西医科大学第一临床医学院

郝晋璇　山西医科大学第一临床医学院

武格帆　山西医科大学第一临床医学院

序　一

随着科学技术的不断发展和信息传播的迅速普及，更多人开始关注健康问题，并希望获取准确可靠的健康知识。疾病科普通过提供疾病的基本知识，如症状、预防和治疗方法等方面的信息，帮助公众更好地理解和应对这些疾病。

为了更好地普及内分泌疾病的科学知识，让人们更加清晰地认识内分泌疾病，从而积极采取措施预防和治疗这些疾病，由山西省科学技术协会科普项目支持，山西医科大学第一医院和相关单位内分泌科医学专业人员共同编写的《内分泌疾病有问必答》一书即将出版发行。希望本书能够促进公众对内分泌系统的关注和认识。

本书尽量避免过多地使用专业术语，力求用通俗易懂的方式呈现疾病的相关知识。本书共分为糖尿病、痛风、甲状腺及甲状旁腺相关疾病、骨代谢疾病、性早熟与青春期延迟、垂体疾病、肾上腺相关疾病七大部分。每一章节都以简明易懂的语言介绍了相关疾病的病因、症状、诊断方法、治疗以及预防措施。愿这本书能够为广大读者提供有益的知识，帮助大家更好

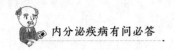

地了解和管理自身的内分泌系统。我们衷心希望这本书能够激
发您对内分泌疾病知识深入学习的兴趣，为您的健康和幸福带
来长远而积极的影响。

2024 年 2 月

序 二

　　近年来，我国内分泌疾病的发病率显著上升。现代人生活方式不断改变，饮食结构偏高糖、高脂肪，并且缺乏体力活动，导致超重和肥胖成为普遍问题，从而增加糖尿病的发病风险。而高嘌呤食物过多摄入，酒精、甜饮料的滥用，都可能导致尿酸水平升高，从而增加了痛风的发病风险；同时随着人口老龄化的加剧，骨代谢异常和骨骼疾病的发病率也相应增加；除此之外，近年来生殖内分泌疾病、垂体疾病以及肾上腺相关疾病的发病率也在逐渐升高；自身免疫性疾病在甲状腺疾病的发生中也起到了重要的作用。

　　本书的每一章节都以简明易懂的语言介绍了相关疾病，致力于让读者全面了解内分泌疾病的特点和应对方式。此外，本书还配有丰富的插图和实例，以便更好地展示内分泌疾病的临床表现和治疗方法，方便读者轻松理解和应用所学知识。

　　本书由山西省科学技术协会科普项目资助支持，由山西医

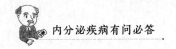

科大学第一医院、山西医科大学基础医学院协相关单位的内分泌科专业人员编写，由于经验不足，希望广大读者提出宝贵意见，也欢迎专业人士交流共进。

2024 年 2 月

前　言

　　内分泌系统在人体中起着重要的调控作用，它通过产生和分泌激素调节并维持身体的正常功能。然而，由于各种因素的影响，如被污染的环境、不良的生活方式等，内分泌系统遭到了破坏。近年来，内分泌疾病的发病率呈现出逐渐上升的趋势。

　　为了更好地宣传、推广、普及内分泌系统健康知识，由山西省科学技术协会科普项目资助，由山西医科大学第一医院、山西医科大学基础医学院及相关单位的医务工作者群策群力，共同编写的《内分泌疾病有问必答》一书即将出版发行。

　　本书共分为糖尿病、痛风、甲状腺及甲状旁腺疾病、骨代谢疾病、生殖内分泌疾病、垂体疾病、肾上腺相关疾病七大部分。通过问答及漫画的形式，通俗易懂、生动形象地阐释了各种内分泌疾病的病因、症状表现、诊疗方法及前沿进展等。无论您是受内分泌疾病困扰的患者，还是对内分泌学感兴趣的医学爱好者或医务工作者，都能从这本书中获得有价值的知识和实用的科普指导，以期达到对内分泌疾病科学预防、规范诊治

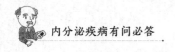

的目的。

　　在《内分泌疾病有问必答》即将付梓之际，我们衷心感谢各位编者所付出的艰辛劳动！希望此书成为广大内分泌科医务工作者、科普宣传者、患者以及对内分泌学感兴趣的医学爱好者工作生活中的重要参考资料，同时我们也期盼大家在阅读的过程中提出宝贵意见和建议，以便不断完善。

编　者

2024 年 2 月

目 录

第一章

糖尿病

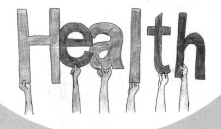

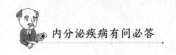
第一节　什么是糖尿病

一　什么是胰岛素

胰岛素是胰腺 β 细胞合成和分泌的一种激素。胰岛素进入内循环，能促进葡萄糖进入细胞进而被氧化利用，为机体提供能量。胰岛素是机体内唯一的降糖激素，当血液中葡萄糖过多时，胰岛素可以协助葡萄糖以糖原的形式储存在肝脏和骨骼肌等处。

二　什么是糖尿病

糖尿病是由多种遗传因素和环境因素共同影响而导致的以

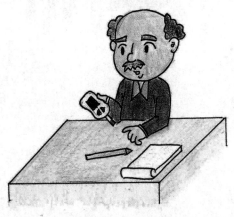

▲ 图 1-1　血糖测试

体内长期高血糖为主要表现的内分泌代谢性疾病，可导致多种组织器官，特别是视网膜、肾脏、血管和神经系统等慢性损害和功能障碍。

三　如何诊断糖尿病

诊断标准：静脉血浆葡萄糖水平（mmol/L）。

典型糖尿病症状（多饮、多尿、多食、体重下降）加上①随机血糖 ≥ 11.1mmol/L 或②空腹血糖 ≥ 7.0mmol/L 或③糖耐量试验（OGTT）：服用 75g 的葡萄糖水后 2 小时血糖 ≥ 11.1mmol/L 或④糖化血红蛋白 ≥ 6.5%。（无糖尿病典型症状者，需改日复查确认，两次诊断试验结果均达到诊断标准才可明确诊断。）

这里需要注意两个概念，①空腹血糖：是指在隔夜空腹（至少 8 小时未进任何食物，饮水除外）后，早餐前采的血所检测得到的血糖值；②随机血糖：是指任意时刻抽取人体静脉血或者末梢血所测量得到的血糖值。

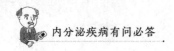

第二节　糖尿病如何分型

糖尿病主要分为 1 型糖尿病、2 型糖尿病，还有妊娠糖尿病以及其他特殊类型糖尿病，如图 1–2 所示。

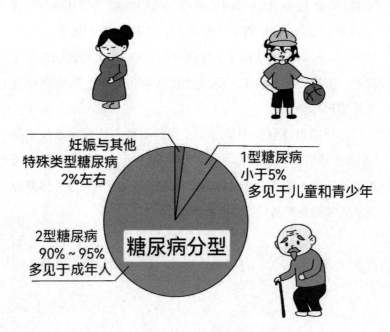

妊娠与其他
特殊类型糖尿病
2%左右

1型糖尿病
小于5%
多见于儿童和青少年

糖尿病分型

2型糖尿病
90%～95%
多见于成年人

▲ 图 1-2　糖尿病分类

一 1型糖尿病

1. 什么是1型糖尿病?

1型糖尿病绝大多数是自身免疫性疾病,遗传因素和环境因素也参与1型糖尿病的发病。这一类型的糖尿病患者发病年龄较小,青少年起病多见,但也有某些成年人隐匿起病的1型糖尿病。

1型糖尿病患者病情进展快,患者的胰岛功能迅速变差,自身分泌的胰岛素很少,胰岛素绝对缺乏,"三多一少"症状明显,空腹血糖水平很高。单独应用口服药物效果不明显,一般需要终身胰岛素替代治疗。1型糖尿病患者日常管理中应注意胰岛素的应用,饮食及生活方式干预,并注意预防并发症。

2. 什么是"三多一少"?

"三多一少"是对糖尿病患者常见临床症状的概括。三多:

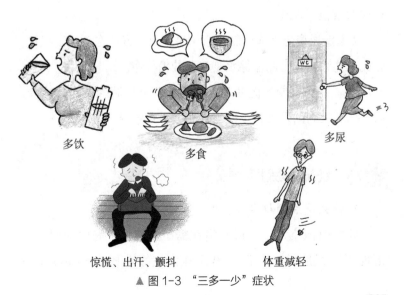

多饮　　　　多食　　　　多尿

惊慌、出汗、颤抖　　　　体重减轻

▲ 图1-3 "三多一少"症状

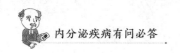

多饮、多食、多尿，尤其是夜尿增多。一少：体重减轻，如图1-3所示。

需要注意的是，并不是所有患者都有典型的"三多一少"症状。

二 2型糖尿病

1. 什么是2型糖尿病？

2型糖尿病多见于成人，常于40岁后起病，但是随着肥胖人群的低龄化，儿童2型糖尿病的患病率逐渐增加。

2. 2型糖尿病有哪些症状？

2型糖尿病患者可伴有血压升高、血脂升高等临床症状，早期症状不典型，可能没有任何症状，或仅有轻度乏力、口渴，有些患者会有视物模糊、皮肤损伤愈合慢、感染频发或体重突然减轻等表现。

2型糖尿病患者体内胰岛素水平不足，或存在胰岛素抵抗，因此不能维持正常的血糖水平和葡萄糖代谢。

患者患病早期，血糖升高不明显，可口服降糖药物治疗，后期随着疾病的发展，可能需加用胰岛素治疗。

三 妊娠糖尿病

1. 什么是妊娠糖尿病？

妊娠前糖代谢正常或有潜在糖耐量减低，妊娠期间首次出现不同程度的糖代谢异常，称为妊娠糖尿病（Gestational

Diabetes Mellitus，GDM）。

2. 妊娠糖尿病的危险因素有哪些?

妊娠糖尿病的危险因素包括超重和肥胖、缺乏体力活动、伴有多囊卵巢综合征、糖尿病患者的直系亲属以及巨大儿生产史等。

3. 妊娠糖尿病的诊断标准是什么?

孕期任何时间行 75g 口服葡萄糖耐量试验（OGTT），任意一次血糖达以下诊断标准即可诊断妊娠糖尿病：5.1mmol/L ≤ 空腹血糖 < 7.0mmol/L，OGTT1h 血糖 ≥ 10.0mmol/L，8.5mmol/L ≤ OGTT2h 血糖 < 11.1mmol/L。妊娠糖尿病的控制标准：餐前、夜间及空腹血糖控制在 3.3 ～ 5.3mmol/L，餐后 1 小时血糖 ≤ 7.8mmol/L，餐后 2 小时血糖 ≤ 6.7mmol/L，糖化血红蛋白 < 5.5%。

4. 妊娠糖尿病会对准妈妈造成什么影响?

妊娠糖尿病对准妈妈的影响包括妊娠高血压、先兆子痫及增加剖宫产的风险，并且准妈妈未来发生 2 型糖尿病的风险增加，因此应在产后 4 ～ 12 周筛查糖尿病。

5. 妊娠糖尿病会对胎儿造成什么影响?

妊娠糖尿病对胎儿的影响包括出生体重过大导致分娩困难或产伤、早产、呼吸窘迫综合征、低血糖以及增加胎儿患 2 型糖尿病的风险。

准妈妈可通过健康饮食及合理运动来控制血糖，必要时需注射胰岛素来控制血糖。

需要注意的是，妊娠前已诊断或已患有糖尿病的患者，称

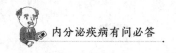

为糖尿病合并妊娠，不属于妊娠糖尿病。

四 特殊类型糖尿病

特殊类型糖尿病在糖尿病患者中约占 2%，其中包括胰岛 β 细胞功能单基因缺陷糖尿病、胰岛素作用单基因缺陷糖尿病、伴糖尿病的罕见病（如 Turner 综合征及卟啉病）等。此外，一些药物也可导致糖尿病，如糖皮质激素类药物、抗精神病药物等。一些内分泌疾病，如嗜铬细胞瘤、肢端肥大症、胰高血糖素瘤等，也可导致糖代谢异常。有些患者则由于胰腺外分泌疾病导致血糖异常，如胰腺炎、胰腺切除术后、胰腺肿瘤以及胰腺囊性纤维病等。

需要注意的是，因特殊类型糖尿病不易被识别，有些患者可能因误诊而得不到有效治疗，所以要格外关注有以上情况患者的血糖情况，做到早发现、早治疗。

第三节　糖尿病的慢性并发症有哪些

　　糖尿病的慢性并发症包括微血管病变（糖尿病视网膜病变、糖尿病肾脏病变）、糖尿病神经病变、糖尿病大血管病变、糖尿病足等，如图 1-4 所示。

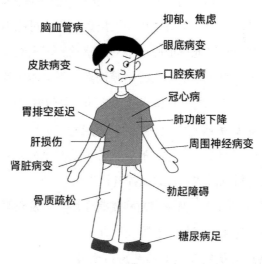

脑血管病
抑郁、焦虑
眼底病变
皮肤病变
口腔疾病
冠心病
胃排空延迟
肺功能下降
肝损伤
周围神经病变
肾脏病变
勃起障碍
骨质疏松
糖尿病足

▲ 图 1-4　糖尿病慢性并发症

糖尿病视网膜病变

1. 什么是糖尿病视网膜病变？

　　糖尿病视网膜病变是糖尿病慢性并发症之一，是由于糖尿

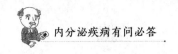

病长期高血糖状态对视网膜微血管造成的损害而引起的病变。

早期视网膜病变称为非增殖期视网膜病变，此时患者眼底还没有新生血管形成，早期可能没有任何感觉，部分患者进行眼底检查时，可发现有少量眼底出血，可能不会出现视力下降；但如果早期病变直接侵犯黄斑区，视力就会受到影响。

随着病程进展，非增殖期视网膜病变会发展为增殖期视网膜病变，此时会出现视网膜血管闭塞及新生血管形成。由于视网膜毛细血管和微动脉瘤的通透性增加，会导致微血管渗漏，引起细胞外液积聚。若玻璃体突发出血，患者可能出现视力骤然下降，甚至只有光感或眼前手动的感觉。若未能及时进行积极治疗，瘢痕组织收缩导致视网膜剥离，则可能导致失明。此外，新生血管还可能干扰眼内液体流动，导致青光眼。

2. 糖尿病视网膜病变的症状有哪些？

糖尿病视网膜病变常见的症状有飞蚊症、视物模糊、视力下降、颜色辨别障碍、视野缺损甚至失明。

需要注意的是，糖尿病视网膜病变往往累及双眼，因此糖尿病患者需每年常规做一次眼底检查。

3. 糖尿病视网膜病变的危险因素有哪些？

糖尿病视网膜病变主要危险因素包括血糖长期控制不佳、病史较长、高血压、高胆固醇血症、吸烟等。

4. 糖尿病视网膜病变如何治疗？

（1）注射治疗：向玻璃体腔内注射抗血管内皮生长因子药物可延缓或阻止新生血管生成，减轻水肿。

（2）激光治疗：使异常血管收缩，阻止血液或液体的渗漏，进而减轻视网膜水肿。

（3）玻璃体切割术：当玻璃体积血过多以及瘢痕形成时，可行玻璃体切割术。

二　糖尿病肾脏病变

1.什么是糖尿病肾病？

糖尿病肾病是 1 型糖尿病和 2 型糖尿病的严重并发症。大约 1/3 的糖尿病患者会发展为糖尿病肾病。

2.糖尿病肾病的症状有哪些？

（1）糖尿病肾病的主要症状：初期可能没有症状，不易被发现。

（2）当出现以下情况时，要警惕糖尿病肾病：颜面部、四肢水肿；血糖控制不佳；蛋白尿；失眠或注意力不集中；食欲减退、恶心、乏力；皮肤干燥、瘙痒；呼吸困难等。晚期可出现重度水肿、尿量减少、嗜睡、心律失常等。

因此，糖尿病患者应每年至少做一次尿液检查。

3.糖尿病肾病如何治疗？

（1）控制血糖。维持血糖稳定是延缓糖尿病肾病所必需的，目前临床上对有慢性肾脏疾病风险的糖尿病患者推荐使用 SGLT-2 抑制剂、GLP-1 受体激动剂等具有肾脏保护作用的降糖药。

（2）控制血压。血管紧张素转化酶抑制剂（ACEi）和血管

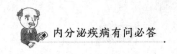

紧张素Ⅱ受体拮抗剂（ARB）类及盐皮质激素受体拮抗剂（如非奈利酮）等药物能够延缓肾脏损害。

（3）保护肾脏。避免使用肾脏毒性药物，如非甾体抗炎药，使用时需遵循药品说明书。

（4）控制体重。

（5）戒烟。

三　糖尿病神经病变

1. 糖尿病神经病变主要包括哪些病变？

糖尿病神经病变主要包括周围神经病变、自主神经病变、局灶性神经病变、神经根病变等。

2. 糖尿病周围神经病变有哪些特征？

糖尿病周围神经病变症状多从下肢远端开始，逐步向近端发展，呈手套、袜套样分布，主要表现为疼痛感和感觉障碍，以感觉障碍为主，表现为麻木感。疼痛可以是钝痛、烧灼痛、针刺痛、刀割痛等多种疼痛表现。甚至轻薄的床单都可引起患者的剧烈疼痛感。症状常在夜间加剧，导致患者无法入睡。感觉障碍可表现为发冷、蚁行感、发热、烧灼、触电样等感觉。

3. 糖尿病自主神经病变有哪些特征？

在人体中，自主神经能够调节内脏、平滑肌、心肌和腺体的活动，并参与调节葡萄糖、脂肪、水和电解质代谢，以及体温、睡眠和血压等。糖尿病对自主神经的影响非常广泛，心血管、胃肠、泌尿生殖等多个系统均可受累。

累及消化系统可表现为胃排空缓慢，又称为胃轻瘫，出现恶心、饭后腹胀、食欲减退；累及泌尿系统则表现为排尿不畅、尿流量减少、尿不尽、残余尿增多等；累及心血管系统可出现直立性低血压。此外，有些患者还可以表现为出汗增多或减少、对低血糖感知能力减退等。

4. 糖尿病局灶性神经病变有哪些特征？

糖尿病局灶性神经病变通常指面部、躯干、手臂、腿部的单一特定神经受损。

5. 糖尿病神经根病变有哪些特征？

糖尿病神经根病变又称糖尿病性肌萎缩，常见的为腰段多发神经根病变，临床表现为臀部、髋部或股部疼痛，之后发展为骨盆近端肌肉萎缩、腿部无力。

6. 糖尿病神经病变的危险因素有哪些？

糖尿病神经病变的危险因素包括糖尿病病史，病史越长，糖尿病神经病变的风险越大；血糖控制不佳，增加神经病变的风险；糖尿病肾病患者体内某些物质不能正常代谢，将损害神经；还有超重、吸烟等。

7. 糖尿病神经病变如何诊断？

糖尿病神经病变诊断主要依靠肌电图、神经系统体格检查、神经传导速度试验、自主神经测试等特定检查。

8. 糖尿病神经病变如何治疗？

糖尿病神经病变的治疗：首先血糖、血脂管理非常重要；

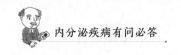

其次是对疼痛及相应症状的管理。理疗、针灸、抗惊厥类药物、抗抑郁类药物及止痛药可用于缓解痛性神经病变，建议咨询医生制定方案。

四 糖尿病大血管病变的表现有哪些

1. 高血压

可有头昏、头痛，有些患者无症状，仅体检发现，但应排除其他原因引起的血压升高，如嗜铬细胞瘤、原发性醛固酮增多症、皮质醇增多症、肾小球肾炎等。

2. 心脏表现

可表现为胸闷、活动后气促，或其他心功能不全的表现，如颈静脉充盈、端坐呼吸、口唇发绀、反应迟钝等。

3. 脑

可有失语、神志改变、肢体瘫痪等定位体征，伴脑萎缩可表现为智力下降、记忆力差、反应迟钝等。

4. 下肢

可有小腿、足部发凉、软弱、不能持久走路。在行走一段路程后，小腿腓肠肌、足部酸痛或痉挛性疼痛，如继续行走，则会因症状加重而被迫停步，或稍作休息后疼痛能缓解。随着病变发展，可出现静息痛，表现为肢体疼痛在安静休息时持续出现或间歇性加重，严重时可出现夜间和白昼持续疼痛与感觉异常，以后可出现间歇性跛行。患者皮肤温度降低，皮肤颜色改变，动脉搏动减弱或消失，甚至溃疡、坏死。

五 糖尿病足

1. 什么是糖尿病足？

糖尿病神经病变导致患者感觉减退、外周血管破坏、局部组织缺血，在此基础上形成局部溃疡、下肢感染或深部组织破坏，称为糖尿病足。

2. 临床上糖尿病足的分级（Wanger）分为几级？各级的特点有什么不同？

0级：有发生足溃疡危险因素，目前无溃疡。

1级：表面溃疡，临床上无感染。

2级：较深的溃疡，常合并软组织炎。

3级：深度感染，伴骨组织病变或脓肿。

4级：局限性坏疽。

5级：全足感染。

3. 糖尿病足如何护理？

（1）每天进行足部自检。观察足部是否出现瘢痕、开裂、刮伤或红肿，以及有无鸡眼、老茧、异常趾甲嵌入皮肤，这些往往是糖尿病足发生的诱因。可以让朋友或家人协助检查足部难以看到的部分。

（2）每日洗脚，保持足部的清洁。洗脚时使用温水和中性肥皂，不要用发泡的皂液。用软布轻轻擦干足部水分，要特别注意保持趾缝间的清洁和干燥。

（3）保持皮肤湿润。可适当使用润肤露防止皮肤干裂，但

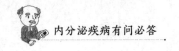

注意不要在趾缝间使用润肤露，这样可能会促进真菌的生长。

（4）修剪趾甲要仔细。把趾甲剪平，趾甲两边用指甲锉轻轻打磨，两边靠近甲沟的地方不能剪得太短，避免趾甲嵌入甲沟。

（5）穿清洁、干燥的袜子。可穿白色棉袜，避免紧绷袜管或厚接缝。

（6）避免光脚，要穿鞋或拖鞋保护双脚。鞋要合适，保证脚趾的正常活动；鞋底要柔软，避免鸡眼或老茧的形成。穿鞋时要检查鞋里有无异物、鞋垫是否平整。

（7）不要自行修剪鸡眼或老茧。不要自行用一些腐蚀性药物治疗鸡眼或老茧。

（8）避免久坐。坐着的时候，注意定时活动脚趾几分钟。

每年至少进行一次足部检查，包括足部感觉及血流情况的检查。有足部溃疡危险因素的患者检查应更频繁，每 1 ～ 6 个月至少进行 1 次糖尿病足筛查。

第四节 糖尿病的急性并发症有哪些

一 什么是酮体及酮症酸中毒

1. 什么是酮体？

酮体是肝脏脂肪酸氧化分解的中间产物，包括乙酰乙酸、β－羟丁酸及丙酮。

2. 什么是酮症酸中毒？

酮症酸中毒是糖尿病患者一种严重的急性并发症。我们知道，胰岛素像一把钥匙，帮助葡萄糖进入组织细胞以提供能量。当胰岛素不足时，葡萄糖无法发挥作用，机体只能曲线救国，通过分解脂肪来提供能量。在这个过程中，脂肪酸会在血液中生成中间产物酮体。部分酮体是有机酸，这些酸性物质的蓄积会导致代谢性酸中毒。1型糖尿病患者由于机体产生胰岛素不足，在进食不当、疾病或应激状态下，会出现酮体大量生成，因此有自发酮症酸中毒倾向。2型糖尿病患者在一定诱因作用下也会发生酮症酸中毒，但相对少见。

3. 糖尿病酮症酸中毒的诱因有哪些？

糖尿病酮症酸中毒的诱因：感染，如肺部感染或泌尿系统感染；疾病、身体或情感创伤导致某些升糖激素，如肾上腺素、皮质醇分泌增加，与胰岛素相拮抗；胰岛素治疗中断或治

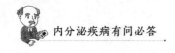

疗量不足；酒精或药物滥用等。

4.糖尿病酮症酸中毒的主要症状有哪些？

糖尿病酮症酸中毒的主要症状包括：烦渴、尿频、乏力、恶心、呕吐、腹痛、呼吸急促、呼气有烂苹果味、昏睡或意识障碍。

5.糖尿病酮症酸中毒如何治疗？

（1）胰岛素治疗：通常需要静脉胰岛素治疗，胰岛素治疗有助于抑制酮体的生成；当酸中毒被纠正之后，可将静脉胰岛素治疗方案改为常规胰岛素治疗方案。

（2）补液：可经静脉或口服补液治疗，补充的液体还能稀释血液中的葡萄糖。

（3）纠正电解质紊乱：胰岛素缺乏及酸中毒可导致血液中钾、钠、氯的异常。电解质的补充有助于心脏、肌肉和神经系统功能的恢复。

（4）对症支持治疗。

二 高血糖高渗状态

1.什么是高血糖高渗状态？

高血糖高渗状态是血糖极高水平时发生的一种潜在威胁生命的状态。当血糖水平很高时，肾脏代偿性通过尿液排出过多的葡萄糖，从而导致严重的脱水。另外，如果患者没有摄入足够的液体来弥补体液的丢失，患者的血糖水平会继续升高，血

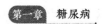

液更加浓缩，最终导致高血糖高渗状态的发生。

2. 高血糖高渗状态的诱因有哪些？

高血糖高渗状态的诱因有很多。比如，患者有糖尿病但自身没有发现，也没有治疗；使用某些药物，如糖皮质激素类药物、利尿剂、抗癫痫药物等；因外科手术、外伤、心脑血管意外而出现意识或行动障碍，机体在应激状态下而未能维持正常的摄入量；患急性感染，如上呼吸道感染、泌尿系统感染等。此外，阑尾炎、胰腺炎患者在不能进食的情况下也容易发生。另外，随着年龄的增长，患者常口渴却不自知，可能因为进水量太少而导致血液浓缩，从而诱发高血糖高渗状态。

3. 高血糖高渗状态有哪些症状和体征？

患者的血糖和渗透压很高，血糖一般 ≥ 33.3mmol/L，一般为 33.3 ～ 66.6mmol/L，有效渗透压 ≥ 320mOsm/L，一般为 320 ～ 430mOsm/L。有效血浆渗透压可通过公式计算：有效血浆渗透压（mOsm/L）=2×［血钠（mmol/L）+ 血钾（mmol/L）］+ 血糖（mmol/L）。初期患者会有尿频、口干、烦躁、虚弱、乏力、视物模糊等症状，逐渐出现脱水、体重下降、头晕、困倦、语言障碍，严重者可出现嗜睡、昏迷，晚期尿少甚至尿闭。病情发作后期，患者死亡率会明显升高。

4. 高血糖高渗状态治疗的主要原则是什么？

纠正脱水，维持电解质稳定；纠正高血糖状态；治疗基础疾病；维持患者循环、呼吸、泌尿系统稳定，避免神经系统并发症。

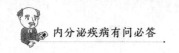

第五节　如何监测血糖

　什么是尿糖，如何检测

尿糖指尿中的糖类，主要是指尿中的葡萄糖。正常人尿糖甚少，一般方法测不出来，所以正常人尿糖应该是阴性，或者说尿中应该没有糖。只有当血糖超过 160 ～ 180mg/dl（8.8 ～ 10mmol/L）时，糖才能较多地从尿中排出，形成尿糖。

尿糖检测一般使用尿糖试纸。随着尿中葡萄糖含量增高，尿糖试纸颜色会改变。当提示尿中有高浓度的葡萄糖时，医生需跟进结果做一定判断。尿糖检测曾经被用来评估糖尿病的治疗效果。但是，随着血糖检测更加精确、操作更加简单，尿糖检测逐渐被指尖血糖检测取代。

需要注意的是，SGLT-2 抑制剂类药物的降糖机制是抑制肾脏对葡萄糖的重吸收，使过量的葡萄糖从尿液中排出。当服用这类药物时，会出现一定范围的尿糖水平增高现象。此时，我们不能应用尿糖检测结果来评估治疗效果。

二 为什么要进行血糖监测

血糖升高是诊断糖尿病的主要依据，也是判断病情和血糖控制情况的主要指标。因此糖尿病患者需要进行血糖监测来了解饮食、运动、用药、应激等因素对血糖的影响。血糖监测可以帮助患者发现异常升高的血糖或低血糖情况，从而更好地管理血糖，维持血糖稳定。

血糖监测一般包括空腹血糖、餐前血糖、餐后血糖监测。对于有低血糖风险的患者还需进行夜间血糖监测。

空腹血糖监测，是指在无任何热量摄入8小时后进行血糖监测。

血糖监测主要包括指尖血糖监测、持续血糖监测和静脉血糖监测。

三 什么是血糖仪，如何进行指尖血糖监测

血糖仪是通过一次性采集指尖血来测量即时血糖水平的电子仪器。

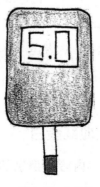

▲ 图 1-5　血糖仪

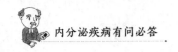

指尖血糖监测步骤：①准备好测血糖的设备材料，包括血糖仪、酒精或碘伏、采血针、血糖试纸、棉签等；②清洁双手，将血糖试纸插入血糖仪；③用酒精或碘伏局部消毒被采手指，用采血针采血，得到一滴血，以血糖试纸接触血样；④等待血糖仪屏幕显示血糖值，读取并记录数值；⑤丢弃血糖试纸至指定垃圾桶，收纳好血糖测量设备，棉签按压采血处 2～3 分钟。

四 如何选择血糖仪

选择血糖仪需注意以下 5 方面：

1. 价格是否合理。患者可根据个人经济能力选择相应价位的血糖仪。

2. 试纸条质量能否保证，拿取是否方便。

3. 采血针是否方便操作，是否不容易造成污染。采血量是否恰当。

4. 操作是否方便。对于老年人或有视力障碍的患者，要特别关注屏幕是否够大、是否有背光灯、是否容易读取屏幕上的数据、是否有音频提示、操作按钮是否易于操作。

5. 数据记录是否有时间点，并能提供变化趋势。是否容易记录和储存，方便检索等。患者还可以根据自己的需求选择可以自动进行数据分析的血糖仪。

五 什么是糖化血红蛋白

血红蛋白是红细胞内参与携氧的物质。糖化血红蛋白

（HbA1c）是红细胞中血红蛋白的氨基与血清中糖类相结合的产物。当患者血糖升高时，更多的血红蛋白被糖基化，形成糖化血红蛋白。

糖化血红蛋白可有效反映糖尿病患者过去 2～3 个月血糖水平。对于大多数糖尿病患者，控制 HbA1c 在 7% 以下是血糖管理的目标。

六　多长时间检测一次糖化血红蛋白

1. 对于糖尿病前期的患者，推荐每年进行一次 HbA1c 的检测。

2. 对于 2 型糖尿病患者，若血糖稳定，可每半年检测一次。接受胰岛素治疗的 2 型糖尿病患者或血糖控制不稳定的患者，推荐每 3 个月检测一次。

3. 对于 1 型糖尿病患者，推荐每 3 个月检测一次。

七　什么是动态血糖监测系统（CGM）

动态血糖监测系统一般由葡萄糖感应器、线缆、血糖记录器、信息提取器和分析软件 5 个部分组成。较新的系统仅由带有发射功能的葡萄糖感应器与分析软件这两部分构成。

八　动态血糖监测系统如何工作

CGM 通过置于患者皮下的葡萄糖感应器中含有的葡萄糖

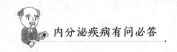

氧化酶，与皮下组织间液中的葡萄糖发生化学反应，所产生的电信号由葡萄糖感应器发射到分析软件，再转换成血糖值。传感器每隔几分钟检测一次葡萄糖，发射器将结果无线发送给监视器。该技术具有实时血糖监测和历史回顾的双重特点。

九 动态血糖监测系统的优势有哪些

动态血糖监测系统可提供实时动态信息。

1. 可预制高低血糖报警，并可显示血糖变化趋势。这样一来，能发现不易被传统监测方法所探测到的高血糖和低血糖，尤其是餐后高血糖和夜间无症状低血糖。

2. 可以在动态血糖监测系统中记录运动、饮食、用药等情况，协助分析血糖变化。

3. 可通过计算机或其他智能设备分析动态血糖变化，协助患者分析血糖波动的原因，有助于患者院外血糖管理，降低低血糖风险。

第六节　得了糖尿病，应该怎么吃

一　食物中的成分有哪些

食物所包含的营养物质可分为六大类：糖类、蛋白质、脂质、无机盐、维生素及水。

二　什么是碳水化合物

碳水化合物是由碳、氢、氧三种元素组成的生物分子。水果、谷物、蔬菜、奶制品里的糖，淀粉和纤维素等单糖、二糖及多糖等都属于碳水化合物，是构成人体的重要成分之一。平常我们吃的食物，如馒头、米饭、面包、水果等都含有糖类物质。碳水化合物被分解为单糖，然后在肠道中被吸收。碳水化合物的主要功能是为人体的生命活动供给能量，成年人每日需要摄入的碳水化合物约 135g，占总热量的 45% ～ 65%。

三　如何计算热量摄入

第一步：计算标准体重。标准体重（kg）：身高（cm）–105。

第二步：判断患者体形。实际体重 ÷ 标准体重。结果＜ 80% 为消瘦，80% ～ 90% 为偏轻，90% ～ 110% 为正常，110% ～ 120%

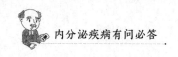

为超重，＞ 120% 为肥胖。其中 120% ～ 130% 为轻度肥胖，130% ～ 150% 为中度肥胖，＞ 150% 为重度肥胖。范围取右不取左。

第三步：判断患者的劳动强度。轻体力劳动者（如秘书、会计、办公室人员等），每日每公斤体重所需的热量为 25 ～ 30 千卡；中体力劳动者（如学生、司机等）为 35 千卡；重体力劳动者（如搬运工、建筑工等），为 40 千卡。肥胖患者每日每公斤体重所需热量在其劳动强度所需热量的基础上减少 5 千卡；消瘦者则增加 5 千卡；患病卧床者则减为 25 千卡。

第四步：计算每日所需总热量。每日所需总热量 = 标准体重（kg）× 每日每公斤体重所需的热量（千卡）。

计算标准：体重、体形判断，劳动强度、体重和所需热量的关系。

举一个例子如下：

一名男性患者，身高 170cm，体重 82kg，职业：会计，属于轻体力劳动者。

需要的热量如下：

标准体重：170 – 105 = 65kg

体形：82 ÷ 65 = 126% ＞ 120%，属于肥胖型。

每日所需总热量：65 × [(25 ～ 30) – 5] = 1300kcal ～ 1625kcal。

四　什么是食物交换份数，如何计算

根据患者身高、体重、劳动强度等计算每日所需总热量后，将总热量折算成食物份（产生 90 千卡热量的食物质量为 1 份）。以上述患者为例计算每日所需的食物交换份：该患者每日所需的食物交换份为：（1300 ～ 1625）÷90 ≈ 14 ～ 18 份。

五 每日食物如何分配

成年患者每日所需的热量分配应该为：碳水化合物 50% ～ 60%，蛋白质 15% ～ 20%，脂肪 25% ～ 30%，并将食物份分配至三餐中，早餐 1/5，中、晚餐各 2/5，或早、午、晚餐各 1/3。

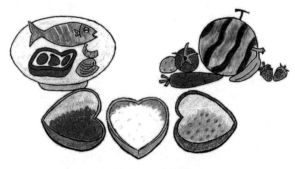

▲ 图 1-6 食物搭配

六 什么是升糖指数

升糖指数（GI）全称为"血糖生成指数"，是评估某种食物与葡萄糖相比升高血糖的速度和能力的参数。通常低 GI 食物，在胃肠道中停留时间较长，葡萄糖通常会被稳定而缓慢地

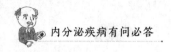

释放，而高 GI 食物，进入胃肠道后会迅速释放葡萄糖。GI 对于糖尿病患者的饮食具有指导性作用。低 GI 饮食有助于帮助患者减轻体重，并预防肥胖相关的慢性病和心脑血管疾病等。

通常情况下，当食物的升糖指数 ≤ 55 时，我们称为低 GI 食物，当升糖指数为 56 ～ 70 时，称为中 GI 食物；当升糖指数 > 70 时，称为高 GI 食物。

第七节　得了糖尿病，应该怎么动

一　糖尿病患者为什么要运动

运动可以使糖尿病患者在以下几个方面获益。

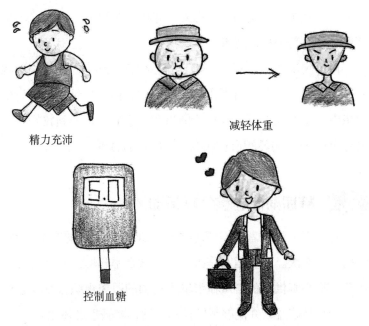

精力充沛

减轻体重

控制血糖

▲ 图 1-7　运动的好处

1. 运动可以帮助患者改善胰岛素抵抗，降低血糖。

2. 运动可以帮助患者减轻体重，改善患者体能。

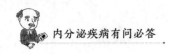

3.运动可以改善患者血压、血脂，减少患者患心脑血管疾病的风险。

4.运动可以帮助患者释放压力，降低抑郁的可能。

5.运动还可以帮助患者减少并发症的发生或减慢其发展。

二　所有的糖尿病患者都可以运动吗

并不是所有的糖尿病患者都可以运动，以下情况是适合运动的：①轻中度 2 型糖尿病患者；②稳定期的 1 型糖尿病患者；③肥胖型 2 型糖尿病患者。

以下情况不适合运动：①合并各种急性感染，伴有心功能不全、心律失常，伴有严重糖尿病肾病、糖尿病足、眼底病变的患者；②存在新近发生血栓的患者；③血糖未得到较好控制的患者；④ 有明显酮血症或酮症酸中毒的患者。

三　糖尿病患者该怎样运动

对于糖尿病患者，推荐每次进行 30 分钟左右的有氧运动，每周 3 ～ 5 次。有氧运动是指能够提高心率和增强呼吸的持续运动，将心脏供给的含氧血液输入运动的肌肉组织。有氧运动有助于心脏获益，并能够帮助控制血糖，减轻患者体重。

1. 太极拳

太极拳是我国的一项传统运动，通过舒缓的动作帮助患者缓解压力，改善患者的平衡能力，使患者精力、体力有所增强。对于降低血糖有很大帮助，并能帮助患者缓解神经系统并发症。

2. 散步或快走

散步是一个相对舒缓的运动，不受运动场所限制，对于一些日常没有运动习惯的糖尿病患者，散步是一个好的选择。散步时间推荐每次30分钟，每周约5次。

3. 瑜伽

该运动在增强身体力量的同时，提高机体的柔韧性和平衡能力。对于糖尿病患者，瑜伽可以通过增加肌肉对能量的摄取来帮助患者控制血糖，还能帮助患者改善精神状态。

4. 游泳

该运动可拉伸肌肉，还可以帮助患者改善血脂、缓解压力、控制血糖，且对于肥胖或超重的糖尿病患者，游泳运动给关节带来的负担要小一些。

5. 跳舞

该运动有一定的娱乐性，能够刺激糖尿病患者的运动兴趣，并提高患者的柔韧性。对舞步的记忆能够提高患者的记忆力，如广场舞，在不扰民的情况下，也是一个很好的选择。

6. 自行车骑行

该运动可帮助患者减重，改善患者高血压、血脂和心肺功能。骑行时周围风景的变化使运动变得有趣而不枯燥。

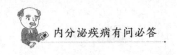

四　运动前后血糖应如何监测

运动前进行适当热身 5 分钟并监测血糖，注意有无低血糖的风险；运动后休息 5 分钟并在几个小时内也要监测血糖，一方面可以了解运动对血糖的改善情况，另一方面注意有无低血糖发生。

当血糖低于 5.6mmol/L 时，要注意运动可能有导致低血糖的风险，运动前最好补充适当碳水化合物；血糖在 5.6 ～ 13.9mmol/L 时，患者可适当进行运动；血糖＞ 13.9mmol/L 时，提示血糖过高，在运动前最好进行尿酮的检测，若尿酮阳性提示患者可能存在胰岛素不足的情况，应注意避免运动导致酮症酸中毒的风险。

此外，还应注意，运动过程中如有心悸、饥饿、手抖等低血糖症状，也要监测血糖。若血糖＜ 3.9mmol/L，要注意及时补充碳水化合物。

五　运动过程中应如何调整降糖药物

1. 胰岛素：运动使肌肉组织对胰岛素的敏感性增加，因此运动期间和运动后患者所需要的胰岛素量会有所减少。每个患者运动后的反应各不相同，患者还可以在运动期间适当补充一些碳水化合物来预防低血糖。佩戴胰岛素泵的患者，运动前 1 小时可适当减少泵的临时基础量。若运动过于剧烈或时间过长可能会导致延迟低血糖的发生，因此患者运动后要注意监测血糖，及时调整胰岛素剂量。某些竞技性运动可能导致患者升糖激素分泌增加，使血糖明显升高，因此这类患者运动前可能需要临时追加胰岛素。

2. 口服降糖药：服用二甲双胍、α-葡萄糖苷酶抑制剂的患者一般没有运动后低血糖的风险。服用胰高血糖素样肽类似物、二肽基肽酶4抑制剂及其他非促泌剂类型的降糖药的患者，目前尚无研究证据证明他们会在运动中出现低血糖事件。服用促泌剂类药物的患者如果进行剧烈而长时间的运动，有发生低血糖事件的危险。患者在运动中每隔30分钟额外进食适量碳水化合物可以有效预防低血糖。

六　运动中如何注意预防出现并发症

1. 运动时随身携带糖果、饼干等，防止运动中低血糖及运动后迟发性低血糖。

2. 选择宽松的服装和舒适的鞋袜，尤其是糖尿病足患者运动前后应加强足部的检查。

3. 运动中及时补充水分，时刻关注心率、血压变化。合并有心脏基础疾病的患者能否运动要咨询医生，听从医生的建议来决定。

4. 运动前后加强血糖监测，血糖过高时要注意检测酮体，酮体阳性的患者应谨慎运动。

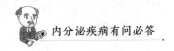

第八节　糖尿病的药物治疗

 口服降糖药有哪些

1. 口服降糖药有几类？

口服降糖药物包括磺脲类、双胍类、噻唑烷二酮类、格列奈类、α–葡萄糖苷酶抑制剂、DDP–Ⅳ抑制剂、SGLT2抑制剂等。

2. 磺脲类药物的降糖机制、适应人群、代表药物及不良反应。

（1）磺脲类药物的降糖机制，如图1-8所示。

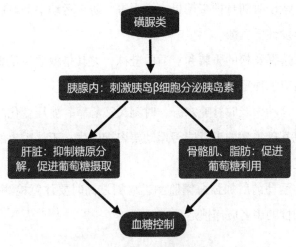

▲ 图 1-8　磺脲类药物降糖机制

（2）适应人群：有一定胰岛素分泌能力的新诊断的 2 型糖尿病非肥胖患者。对于某些已经没有胰岛素分泌能力的 1 型糖尿病患者及使用饮食和运动控制血糖不理想者，磺脲类药物几乎没有什么作用。

（3）禁忌人群：1 型糖尿病患者，有严重并发症或 β 细胞功能很差的 2 型糖尿病患者，儿童糖尿病患者，孕妇，哺乳期妇女，大手术围手术期，全胰腺切除术后，对磺胺类过敏或有严重不良反应者。

（4）主要不良反应：首先，低血糖是最严重且最重要的不良反应。其次还有体重增加、皮肤过敏反应、消化道反应、心血管问题等。

（5）代表药物：一代磺脲类药物主要是格列本脲片。二代磺脲类药物包括格列吡嗪片、格列齐特片、格列喹酮片。三代磺脲类药物为格列美脲片。

3. 双胍类药物的降糖机制、适应人群、代表药物及不良反应。

（1）双胍类药物的降糖机制，如图 1-9 所示。

（2）适应人群：超重和肥胖的 2 型糖尿病患者的首选，二甲双胍是 2 型糖尿病治疗的一线用药，与胰岛素联合应用可减少糖尿病患者的胰岛素用量和血糖波动。

（3）禁忌人群：慢性肾脏疾病、肝功能不全、缺氧及高热患者。此外，碘化造影剂使用前或大手术前建议停用二甲双胍。

（4）主要不良反应：最常见的为消化道反应，如食欲减

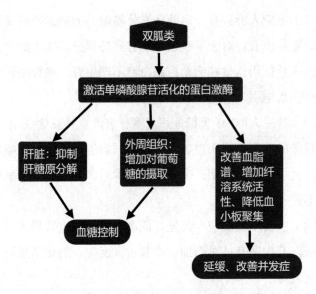

▲ 图 1-9　双胍类药物降糖机制

退、胃痉挛、腹胀、腹泻、口中金属味。乳酸中毒为最严重的不良反应，但不多见。此外，双胍类药物还能够减少维生素 B_{12} 的吸收，所以，在服用双胍类药物治疗糖尿病期间，若出现外周神经系统症状，要注意监测维生素 B_{12} 水平。

（5）代表药物：二甲双胍。许多国家和国际组织制定的糖尿病诊治指南均推荐二甲双胍作为 2 型糖尿病患者的一线用药和联合用药中的基本药物。

4. 噻唑烷二酮类药物的降糖机制、适应人群、代表药物及不良反应。

（1）噻唑烷二酮类药物的降糖机制，如图 1-10 所示。

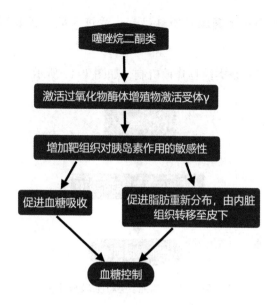

▲ 图 1-10 噻唑烷二酮类药物降糖机制

（2）适应人群：通过饮食和运动血糖控制不佳的 2 型糖尿病患者，可单独或与其他降糖药物联用，尤其是对于肥胖、胰岛素明显抵抗的患者。

（3）禁忌人群：充血性心衰、肝衰竭、严重骨质疏松和骨折病史的患者。

（4）主要不良反应：体重增加和水肿是常见的不良反应，在与胰岛素联合应用时更明显。亦增加骨质疏松患者骨折的风险，还增加心力衰竭的风险。

（5）代表药物：吡格列酮。初始剂量可为每次 15 ～ 30mg，1 次 / 日。如单独使用对患者疗效不佳，应考虑联合用药。

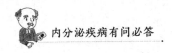

5.格列奈类药物的降糖机制、适应人群、代表药物及不良反应。

（1）格列奈类药物降糖机制，如图1-11所示。

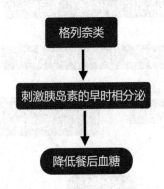

▲ 图 1-11　格列奈类药物降糖机制

（2）适应人群：2型糖尿病早期患者，特别是以餐后高血糖为主要症状的老年患者。能够有效降低餐后血糖。

（3）禁忌人群：1型糖尿病患者及有严重并发症或 β 细胞功能很差的2型糖尿病患者，儿童糖尿病患者，孕妇，哺乳期妇女，大手术围术期，全胰腺切除术后，对磺胺类过敏或有严重不良反应者。

（4）主要不良反应：低血糖和体重增加，但低血糖风险和程度较磺脲类药物轻。

（5）代表药物：瑞格列奈。属于短效促胰岛素分泌降糖药，作用于胰腺 β 细胞可促进胰岛素分泌，使血糖水平快速降低。本品口服吸收迅速，起效时间为0 ～ 30分钟。格列奈类药物主要降低餐后血糖。因此，不进餐时不服药，只需要每餐前或进餐时服用即可。另外，常见的还有那格列奈，起始剂量 60mg，都是三餐前 30 分钟口服。

6. α - 葡萄糖苷酶抑制剂的降糖机制、适应人群、代表药物及不良反应。

（1）α - 葡萄糖苷酶抑制剂降糖机制，如图 1-12 所示。

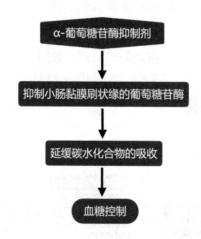

▲ 图 1-12　α - 葡萄糖苷酶抑制剂降糖机制

（2）适应人群：通过饮食和运动治疗血糖得不到满意控制的糖尿病患者，尤其是肥胖者。饮食结构以碳水化合物为主，餐后血糖升高为特征的 2 型糖尿病患者，最适宜使用 α - 葡萄糖苷酶抑制剂。还可用于糖耐量减低的患者。

（3）禁忌人群：胃肠道疾病患者，如炎症性肠病、胃肠功能紊乱者、孕妇、哺乳期妇女和儿童不宜使用。肝肾功能不全者慎用。

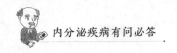

（4）主要不良反应：胃肠道反应，主要有腹胀、腹泻、排气增多等。

（5）代表药物：阿卡波糖片。用餐时与食物一起咀嚼服用。一般推荐剂量为起始剂量每次 50mg，每日 3 次，可根据血糖调整剂量。伏格列波糖，主要抑制麦芽糖和蔗糖降解为单糖，胃肠道反应较小。

7. DPP-Ⅳ抑制剂的降糖机制、适应人群、代表药物及不良反应。

（1）DPP-Ⅳ抑制剂的降糖机制，如图 1-13 所示。

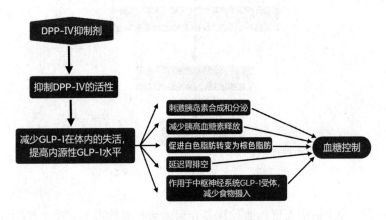

▲ 图 1-13 DPP-Ⅳ抑制剂降糖机制

（2）适应人群：通过饮食、运动不能控制血糖的 2 型糖尿病患者可单独使用，也可联合二甲双胍和磺脲类或联合胰岛素使用。

（3）禁忌人群：孕妇、儿童和对 DPP-Ⅳ 抑制剂过敏的患者及肝衰竭、中重度肾衰竭的患者。

（4）主要不良反应：头痛、头晕、胰腺炎、胃肠不适、转氨酶升高、上呼吸道感染、关节痛等。

（5）代表药物：主要有西格列汀、利格列汀、阿格列汀、沙格列汀和维格列汀。DPP-Ⅳ 抑制剂可降低空腹血糖和餐后血糖水平。维格列汀每次 50mg，每日 1～2 次服药。其他 DPP-Ⅳ 抑制剂每日 1 次服药，剂量有所不同。

8. SGLT-2 抑制剂的降糖机制、适应人群、代表药物及不良反应。

（1）SGLT-2 抑制剂的降糖机制，如图 1-14 所示。

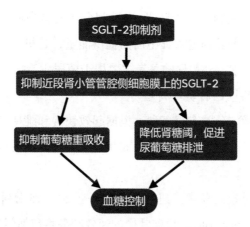

▲ 图 1-14 SGLT-2 抑制剂降糖机制

（2）适应人群：通过饮食、运动不能控制血糖的 2 型糖尿病患者可单独使用，也可联合二甲双胍和磺脲类或联合胰岛素

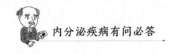

使用。

（3）禁忌人群：慢性肾脏疾病、反复发生泌尿系统感染的患者。

（4）主要不良反应：生殖泌尿道感染、脱水、糖尿病酮症酸中毒。部分可能增加截肢和骨折的风险。

（5）代表药物：主要包括恩格列净、达格列净和卡格列净。在控制血糖的同时可以起到降低体重的作用。心力衰竭的患者使用 SGLT-2 抑制剂有一定心脏获益。达格列净和恩格列净餐前和餐后服用均可，卡格列净需要在第一次正餐前口服。

二 什么是胰岛素，胰岛素的种类有哪些

1. 什么是胰岛素？

胰岛素是胰腺内由胰岛 β 细胞合成的蛋白质类激素。胰岛素可以使葡萄糖进入细胞内而提供能量，是机体内唯一可降低血糖的激素。外源性胰岛素主要用于糖尿病治疗。

2. 胰岛素的种类有哪些？

胰岛素的分类有很多种，根据起效快慢和维持时间可分为速效胰岛素、短效胰岛素、中效胰岛素、长效胰岛素和预混胰岛素。

（1）速效胰岛素：速效胰岛素一般 5 ～ 15 分钟起效，持续时间为 4 ～ 6 小时。目前常用的速效胰岛素包括门冬胰岛素、赖脯胰岛素和谷赖胰岛素。

（2）短效胰岛素：又称为常规胰岛素，这类胰岛素多是重

组人胰岛素或生物合成人胰岛素，一般 15 分钟至 1 小时起效，持续时间为 5 ～ 8 小时。

（3）中效胰岛素：包括精蛋白锌重组人胰岛素、精蛋白生物合成人胰岛素和低精蛋白重组人胰岛素，一般 2.5 ～ 3 小时起效，5 ～ 7 小时达高峰，持续时间为 13 ～ 16 小时。

（4）长效胰岛素：缓慢释放入血，峰值相对较低，一般 3 ～ 4 小时起效，作用持续约 1 天。目前常用的长效胰岛素有甘精胰岛素、地特胰岛素和德谷胰岛素。

（5）预混胰岛素：该类胰岛素是中效胰岛素和短效胰岛素或速效胰岛素的混合制剂。它结合了短效或速效胰岛素与中效胰岛素两种胰岛素的效应，短效成分可快速降低餐后血糖，中效成分缓慢释放，可以控制餐后血糖并维持基础血糖稳定，但应用的灵活性差，有低血糖的风险。预混胰岛素一般 5 ～ 30 分钟开始起作用，持续时间为 10 ～ 24 小时。

（6）双胰岛素：德谷门冬双胰岛素是门冬胰岛素和德谷胰岛素的混合制剂。可以控制餐后血糖并维持基础血糖稳定，一般 2 ～ 3 小时起效，持续时间可达 42 小时。

三　胰岛素治疗的不良反应有哪些

1. 增加体重

胰岛素使体重增加的因素包括两方面：一方面，胰岛素有水钠潴留的作用，患者注射后可能会有颜面、四肢及脚踝水肿；

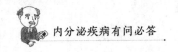

另一方面，胰岛素可以促进组织细胞利用葡萄糖，增加脂肪合成。

2. 低血糖

低血糖是胰岛素常见的不良反应，患者可能会出现心悸、出汗、乏力，严重者还可出现意识障碍等神经症状，甚至昏厥、死亡。所以，使用胰岛素治疗期间要注意监测血糖。

3. 过敏

有些患者注射局部可出现皮下结节，伴红肿、疼痛、瘙痒等过敏症状。通常过敏症状可在 1 ～ 2 周消失，对于过敏严重而又必须接受胰岛素治疗的患者可尝试脱敏疗法。

4. 注射局部皮下脂肪增生或脂肪萎缩

人胰岛素和胰岛素类似物均可能引起注射局部皮下脂肪组织增生，如皮下组织出现硬块、结节，或导致皮下脂肪组织萎缩。

四　胰岛素如何储存

如果是正在使用中的胰岛素，只要在室温下 20℃ 左右，不超过 28℃ 避光保存即可，一般可保持 30 天。如果是没有启用的胰岛素，可以在冰箱冷藏室保存，温度一般在 2 ～ 8℃，切记胰岛素不能冷冻，否则将影响胰岛素的有效作用。

五　如何注射胰岛素

1.胰岛素注射部位如何选择？

胰岛素注射通常为皮下注射，也就是皮肤和肌肉之间的脂肪层。如果注射到肌肉层会导致吸收过快，有低血糖的风险，并且会产生局部疼痛。

胰岛素常用的注射部位包括腹部、大腿外侧、上臂外侧。

腹部通常是首选注射部位，腹部注射胰岛素容易吸收，而且方便操作。通常推荐在肋下和髋骨之间，距离肚脐约一拳左右的位置注射，注射时应注意避开瘢痕或结节。

大腿的注射部位推荐在大腿外上侧，距膝关节约2拳的位置。注意要避开大腿内侧，此区域内血管较为密集。

上臂的注射部位推荐在肘关节和肩关节中间，上臂后部近三角肌的区域。这个部位自行注射有一定困难，可将注射部位抵住椅子靠背，进行固定注射。

上述注射部位按吸收率大小依次为腹部、上臂外侧、大腿外侧。

如果长期在同一部位注射，会使局部组织吸收胰岛素的能力下降。一旦出现皮下脂肪营养不良，注射部位会出现硬结或凹陷，这会影响胰岛素的吸收，故应注意轮换注射部位。①要注意左右轮换：交替地从左侧到右侧，如长效胰岛素每晚左右侧部位交替注射；②同一注射部位不同区域轮换：每次从上次注射部位旁2cm处注射，如水平轮换、折线轮换、曲线轮换等。

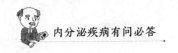

2. 胰岛素注射前需要做哪些准备？

（1）材料准备：注射器或胰岛素笔等注射装置、酒精棉片、锐器盒。

（2）洗手：最好正确执行七步洗手法，洗手时长约20秒，相当于唱两遍"生日快乐歌"的时间。

（3）核对胰岛素的剂型，选择与胰岛素相匹配的注射笔。

（4）仔细观察胰岛素的外观、注射时间及有效期等。短效胰岛素为无色透明液体，中效、某些长效制剂与混合胰岛素为外观均匀的混悬液，充分摇匀后为乳白色。预混胰岛素一定要充分摇匀，但切忌用力振荡。

（5）安装注射针头，注射前进行排气，将笔垂直竖起，针头朝上，轻弹笔架，使气泡靠近针头，将剂量选择旋钮旋至"2"，按压注射键，打出2个单位胰岛素，重复此过程，直至排出一滴胰岛素为止。

（6）选好注射部位后，常规消毒。消毒后待酒精风干后进行注射，以减少注射部位的疼痛感。将剂量旋钮旋至所需胰岛素量刻度，持胰岛素笔将针头快速垂直扎入皮下，缓慢推注药液。若皮下脂肪薄，应45°角进针或轻捏皮肤。推注至剂量旋钮归零位，针头在皮肤下停留约10秒后拔出。若注射部位轻度出血，可用干棉签或纱布按压，必要时以创可贴覆盖。

（7）注射完毕后套上内针帽，旋下针头，将废弃针头丢至锐器盒，以避免误伤他人。盖回笔帽。

六　什么是胰岛素泵，胰岛素泵是如何工作的

胰岛素泵是一种采用人工智能控制的持续向皮下输注胰岛素的装置。

胰岛素泵主要由一个储药器、一个电池驱动的泵和一个计算机芯片组成。

胰岛素泵像寻呼机一般大小，可随身携带。胰岛素泵通过一根塑料软管，一端连接泵装置，另一端通过注射针头固定于皮下。泵内的胰岛素可以持续被输入体内，使血液中胰岛素始终保持在一定的水平。在游泳或沐浴时可将胰岛素泵管路临时分离下来。管路需要 3～5 天更换一次。新型胰岛素泵装置已经不需要管路，胰岛素输送装置可直接安置在皮肤上。

胰岛素泵向人体提供胰岛素，包括昼夜持续泵入的胰岛素，既满足人体所需的基础分泌量，称为基础量；又有对抗进食后升高的葡萄糖所需的胰岛素，也称大剂量。期望未来的胰岛素泵能将泵装置和葡萄糖传感系统形成闭环调节，可根据传感器确定的患者实际血糖水平来输注胰岛素，真正模拟人体生理性胰岛素分泌。

七　胰岛素泵治疗的优势有哪些

1. 胰岛素泵可以通过按键控制胰岛素的输注，几天更换一次注射部位，减少了注射带来的不便。

2. 胰岛素泵的输注能够更精确地模拟人体胰岛素分泌，减

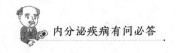

少血糖波动，降低低血糖风险。

3.患者在进餐方面具有更多的选择。如果用注射笔皮下注射胰岛素，注射后一定时间必须进食，否则会出现低血糖，胰岛素量也要固定。使用胰岛素泵就方便很多，可以根据进餐情况选择不同的胰岛素注射方式，单次大剂量或方波大剂量，后者更有利于对于进餐时间间隙过长的进餐方式患者的血糖控制。

使用胰岛素泵，可以减少胰岛素的使用量，也有利于对糖尿病患者体重的控制。

八 哪些人可以佩戴胰岛素泵

1.血糖波动比较大的患者。

2.频繁发生低血糖的患者。

3."黎明现象"严重导致整体血糖控制不佳的患者［黎明现象：夜间血糖控制良好，也无低血糖发生，仅于凌晨时分（3～6时）由于各种激素分泌不协调导致黎明血糖短时间升高］。

4.作息时间不规律，不能按时就餐的患者。

5.对生活质量要求较高的患者。

九 什么是非胰岛素注射液，适合哪些人应用，代表药及不良反应有哪些

非胰岛素注射液主要代表为 GLP-1 受体激动剂，降糖机制如图 1-15 所示。

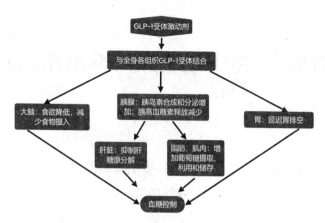

▲ 图 1-15　GLP-1 受体激动剂降糖机制

注：GLP-1 为胰高血糖素样肽 -1。

1.适应人群：成人 2 型糖尿病患者单用二甲双胍或磺脲类药物最大可耐受剂量治疗后血糖仍控制不佳者，可与二甲双胍联合应用。尤其适用于肥胖及胰岛素抵抗明显的患者。GLP-1 受体激动剂还有一定的减重、降压、降脂作用。

2.禁忌人群：既往有胃肠道功能障碍、胰腺炎病史的患者。不适用于 1 型糖尿病患者和糖尿病酮症酸中毒的患者。

3.主要不良反应：胃肠道症状如恶心、呕吐、腹泻，上呼吸道感染，注射部位结节，胰腺炎风险增加。

4.代表药物：利拉鲁肽。每日注射 1 次，可在任意时间注射，不需要根据进餐时间给药，推荐于每天同一时间注射，应选择每天最为方便的时间。司美格鲁肽、度拉糖肽及聚乙二醇洛塞那肽注射液为长效 GLP-1 受体激动剂，可每周给药一次。

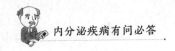

第九节　为什么要对糖尿病患者进行教育

很多人对糖尿病一知半解，也不知道糖尿病并发症的危害。有些 2 型糖尿病患者患病初期没有典型的"三多一少"症状，发现时已经有了相当严重的糖尿病慢性并发症，如视力下降，甚至失明；大量蛋白尿，甚至肾衰竭；或者是处在截肢的边缘；等等。有些患者对糖尿病药物治疗，特别是胰岛素的认识不足，存在一定的抗拒心理。此外，糖尿病患者血糖的监测和血糖管理也是一项很重要的工作，许多患者不知道糖尿病应该怎样检查、怎样管理。

糖尿病教育可以帮助患者掌握糖尿病相关防治知识，例如如何合理用药、如何进行血糖监测、如何进行自我管理等。让患者学会糖尿病的管理，有助于避免或延缓严重并发症的发生和发展；使糖尿病的发生率、致残率及致死率下降；使患者个人及社会避免更大的经济损失。

第二章

痛风

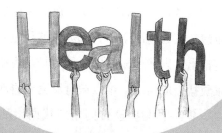

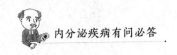

一 什么是尿酸？尿酸是如何生成的？

很多参加过体检的朋友会注意到在血液检查报告单中有"尿酸"这项，认为尿酸是血液里的一种"垃圾"。事实上尿酸是嘌呤（人体内不可缺少的一种物质）代谢的最终产物。在我们体内尿酸主要有两个来源：一是人体细胞中的核酸和其他嘌呤类化合物经过酶的作用分解代谢产生的内源性尿酸；二是进食富含嘌呤的食物后经过消化分解产生的外源性尿酸。

二 什么是高尿酸血症？

在临床上，高血压、高血脂、高血糖大家都不陌生，而高尿酸被戏称为"第四高"。简单来说，血液中尿酸含量超标就称为高尿酸血症。正常情况下，大部分尿酸经过肾脏排泄，小部分经消化道排出，人体内尿酸的生成和排出可维持平衡。某些原因会使尿酸盐生成增多，难以被肾脏完全排泄，就可能导致血尿酸过高，第一，某些遗传因素或代谢紊乱导致的疾病（超重、糖尿病）；第二，某些利尿剂的使用及饮酒等；第三，进食过量高嘌呤的食物，如黄豆、香菇、动物内脏、某些深海鱼（沙丁鱼、凤尾鱼等）。某些疾病也会导致尿酸生成增加，如甲亢、甲减、癌症，特别是放化疗之后的癌症患者可能伴有高尿酸血症。

三 高尿酸血症的诊断标准是什么

在正常的嘌呤饮食下，如果非同日两次空腹血尿酸水平超过 420μmol/L，就可诊断为高尿酸血症。

四 高尿酸血症的危害有哪些

大多数人认为高尿酸血症只会引起痛风，这样的想法是错误的。事实上，高尿酸血症也是肾脏病变、心血管疾病、内分泌疾病的"帮凶"。

1. 肾脏病变

尿酸盐沉积在肾脏，可导致肾结石的形成，如果不治疗可能会堵塞输尿管并导致感染。肾结石的症状包括腰背部、下腹部及腹股沟等部位疼痛；尿急、尿痛、排尿困难；血尿；尿液浑浊或有臭味等。尿酸结晶还可以直接损伤肾脏，导致肾脏疾病，早期仅有间歇性蛋白尿、夜尿增多，晚期可导致肾功能不全，表现为水肿、高血压、血尿素氮和肌酐升高。

2. 心血管病变

尿酸结晶这种炎性物质会破坏血管内皮细胞，最终导致血压升高、动脉粥样硬化、冠心病等情况。

3. 糖尿病

根据调查研究发现，当尿酸盐沉积在胰腺，会导致胰岛 β 细胞功能损害，诱发胰岛素抵抗，形成糖代谢紊乱，最终导致糖尿病。

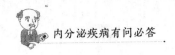

五　什么是痛风

痛风好发于 30 ~ 50 岁男性，女性通常在绝经后出现症状和体征，是一种常见而复杂的疾病。该病主要表现为一个或多个关节突发的、剧烈的疼痛，可伴红肿和压痛，最常见的是在第一跖趾关节，也可累及其他大小关节，如踝关节、膝关节、肘关节、腕关节和指关节等。随着人们饮食结构和生活方式改变，痛风的发作越来越普遍。

六　高尿酸血症是不是就是痛风

其实不然，血液中的尿酸升高到一定程度就会析出尿酸盐晶体，这个道理就像往一杯水里不断地加糖，糖就会从水中析出变成晶体。尿酸盐晶体是引起关节肿胀和疼痛的主要原因，长期尿酸盐晶体沉积可能形成异物结节，即痛风石。痛风分为原发性、继发性和特发性，可能与遗传、环境、药物等有关。如果存在波动性或持续性高尿酸血症，从血尿酸增高至症状出现的时间可达数年，有些可终身不出现症状。临床上 5% ~ 15% 高尿酸血症的患者会发展为痛风。

七　临床上把痛风分为几期，各个时期有什么特点

临床上把痛风分为四期。

1.无症状期

在痛风的早期阶段，尿酸在血液中积聚，导致高尿酸血症。此阶段没有任何不适症状，容易造成我们的忽视。如果不是检测发现，我们很少会注意到它，但过高的尿酸仍然在体内"悄悄"伤害着我们的身体。

2.急性痛风性关节炎期

如果血尿酸持续增高，升高到一定程度会析出尿酸盐晶体，沉积在关节附近，可能导致痛风急性发作。很多人会在午夜或清晨被疼痛惊醒。首发部位常常为单侧第1跖趾关节，就是大脚趾，如不加干预，可波及其他关节，包括踝关节、膝关节、肘关节、腕关节和指关节，但发作常呈自限性，这种症状持续几天或者数周会自行缓解。

痛风发作的主要诱因包括压力、疾病、药物、酒精、进食太多的肉类或海鲜等。痛风暴发后及时治疗，可以避免永久性关节损伤。痛风发作时应注意休息，避免饮酒，减少动物蛋白的摄入，此外，用冰袋冷敷关节可舒缓，口服秋水仙碱可迅速缓解症状。

3.发作间歇期

暴风骤雨之后，痛风发作暂时平息下来，与下次发作可间隔数月或数年，尿酸结晶继续沉积在血液和关节，正在"策划"下一次攻击。因此，患者要遵医嘱正确饮食，多喝水，按时吃药，肥胖的患者要注意体重管理。

4.痛风石慢性及关节炎期

如果高尿酸血症没有得到治疗，随疾病进展，尿酸晶体不

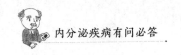

断沉积在皮下组织、肾脏组织，逐渐形成结石样的痛风石，这是痛风的特征性临床表现，典型部位在耳廓，也常见于关节周围以及鹰嘴、跟腱、髌骨滑囊等处。痛风石增多、体积变大，可引起关节畸形和功能障碍，甚至会造成关节骨质破坏。

八　痛风如何治疗

痛风可分为三种类型：原发性痛风（遗传性）、继发性痛风（某些疾病或者药物等引起）和特发性痛风（未知原因引起）。无论哪种类型，分期不同，治疗原则也不同。

1. 高尿酸血症无症状者的处理

注意饮食和生活方式。

2. 急性期的处理

在痛风发作的 24 小时之内需尽早用药，越早用药，疗效越好。可选择的药物有秋水仙碱、非甾体抗炎药和糖皮质激素，具体用药方案遵医嘱，切勿盲目使用。

非甾体抗炎药包括非处方药（布洛芬或萘普生钠）及处方药（吲哚美辛和塞来昔布）等。这类药物有导致胃痛、消化道溃疡和出血的风险。

秋水仙碱是一种能有效缓解疼痛的消炎药。这类药物的主要不良反应有恶心、呕吐和腹泻等，小剂量秋水仙碱（1.5mg/d）有效且不良反应少，在 48 小时内使用，效果更好。

糖皮质激素类药物如泼尼松等，可以控制痛风炎症和缓解疼痛，可以口服也可以局部关节注射。这类药物可引起血糖升高、血压升高，有些可导致患者情绪异常，适用于以上两类药物治疗无效或禁忌及肾功能不全的患者。

在此期间，应绝对卧床休息，抬高患肢，待疼痛缓解 3 天后再逐渐恢复活动。

3. 间歇期和慢性期的处理

处于这两期的痛风患者容易不愿就医而耽误治疗，千万不能"好了伤疤忘了疼"。此时用药的目的是控制高尿酸血症，防止痛风急性发作和痛风石的形成，并减轻肾损伤。并且要注意饮食和生活习惯，定期复查血尿酸。如已形成痛风石，切勿自行切开痛风石，因为伤口很难愈合且易感染，要在医院进行处理。

九　高尿酸血症患者如何注意饮食

改变生活习惯和调整饮食结构是防治高尿酸血症的关键。大致总结为：管住嘴、迈开腿、多喝水。

1. 管住嘴

减少高嘌呤食物的摄入，如动物内脏、瘦肉、海鲜（大部分鱼类）、果糖饮料等。在避免高嘌呤的前提下，要充分摄入蛋白质，如低脂乳制品，多选用新鲜蔬菜、水果来助尿酸排泄。主食尽量选择细粮，避免饮酒，特别是啤酒，因为啤酒在发酵的过程中会产生嘌呤。

2. 迈开腿

适当增加活动量，改善身体代谢功能，这样不但有利于尿

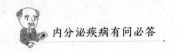

酸排泄，还可保持适宜体重，减少痛风发作的可能性。

3. 多喝水

每天喝水 1500mL 以上，促进尿酸排泄，少喝含果糖饮料。

十　降尿酸的药物有哪些

降尿酸的药物主要有两大类。

1. 抑制尿酸合成类

主要适用于尿酸生成过多或者不适用促尿酸排泄药物的患者。

常用的药物有：别嘌呤醇。这类药物价格便宜，疗效肯定，但可能会出现超敏反应导致剥脱性皮炎，有条件的患者可在服用前进行 HLA-B*5801 基因检测。此外，不良反应还有发热、转氨酶升高和肾脏损害。非布司他作为新型药物，疗效和别嘌呤醇相当，不完全依赖肾脏排泄，可用于轻至中度肾功能不全者。不良反应有皮疹、胃肠道症状和肝功能下降，非布司他还有增加心脏相关死亡的风险。

2. 促进尿酸排泄类

通过抑制肾小管对尿酸的重吸收，提高肾脏排泄体内尿酸的能力，从而降低血尿酸浓度。

常用的药物有：苯溴马隆、丙磺舒等，这些药物不良反应包括皮疹、胃肠道症状和肾结石。用药期间注意需大量饮水以增加尿酸排泄量，必要时可以加用碳酸氢钠或者枸橼酸合剂碱化尿液。

第三章

甲状腺及甲状旁腺相关疾病

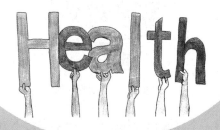

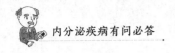

第一节 甲状腺疾病如何诊治

 出现哪些症状时应警惕甲状腺疾病

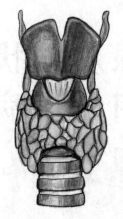

▲ 图3-1 甲状腺外观

甲状腺是一个蝴蝶形腺体，位于颈部喉结下方。甲状腺肿可能是甲状腺的整体肿大，也可能是一个或多个肿块（结节）。一般情况下，甲状腺肿不易被觉察，只有在常规体检或影像学检查中才会被发现。

甲状腺若出现肿物或疼痛，应考虑以下几种可能。

1.单纯性甲状腺肿

单纯性甲状腺肿表现为甲状腺弥漫性无痛性肿大，不伴结节及甲状腺功能异常，包括地方性甲状腺肿和散发性甲状腺肿，女性发病率是男性的 3 ～ 5 倍。大多数患者无明显症状，严重者可出现呼吸不畅或吞咽困难，压迫喉返神经还可出现声音嘶哑。

2. 甲状腺功能亢进

大多数患者有程度不等的甲状腺肿大，甲状腺肿为弥漫性，无压痛。也有少数患者甲状腺不肿大，特别是老年患者。可伴随心悸、气短、手抖、多汗、易怒、食欲亢进、消瘦、大便次数增多、突眼及月经紊乱等症状。

3. 甲状腺功能减退

甲状腺肿大不明显，可出现颜面或眼睑水肿、易疲劳、皮肤干燥、手足肿胀感、食欲减退、便秘、体重增加、反应迟钝、抑郁及月经紊乱等症状。

4. 亚急性甲状腺炎

表现为颈前肿痛，压痛明显，疼痛可向胸部、耳后、枕部放射，说话、吞咽及转动颈部时疼痛加重。通常伴有上呼吸道感染症状或发热，是一种与病毒感染有关的自限性甲状腺炎，大多数可治愈。

此外，还应考虑自身免疫性甲状腺炎、无痛性甲状腺炎、甲状腺结节、甲状腺癌等可能。

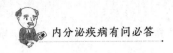

二 确诊甲状腺疾病应做哪些检查

1. 甲状腺实验室检查有哪些?

（1）甲功三项：包括血清游离甲状腺素（FT_4）、游离三碘甲状腺原氨酸（FT_3）、促甲状腺激素（TSH），是临床上评估甲状腺功能的主要指标，其中 FT_4 由甲状腺自身分泌，可直接反映甲状腺功能状态。TSH 波动较 FT_3、FT_4 更为迅速而显著，是诊断亚临床甲亢及亚临床甲减的重要指标。

（2）甲状腺自身抗体：是诊断甲状腺自身免疫性疾病的主要指标。弥漫性毒性甲状腺肿（Graves 病）患者伴有甲状腺激素受体抗体（TRAb）水平的升高，而桥本甲状腺炎患者多伴有甲状腺球蛋白抗体（TgAb）、甲状腺过氧化物酶抗体（TPOAb）的增高。以上检测无须空腹，一天内任意时间均可进行。

（3）事实上，血液中只有少部分游离的 FT_3、FT_4，而超过 99% 的甲状腺激素是与血浆蛋白结合的。总三碘甲状腺原氨酸（TT_3）、总甲状腺激素（TT_4）包括与血浆蛋白结合的甲状腺激素和游离的甲状腺激素，因此容易受到与甲状腺激素结合的蛋白量的影响。

临床中，甲功五项包括 TT_3、TT_4、FT_4、FT_3、TSH，甲功七项是在甲功五项的基础上增加了甲状腺自身抗体 TPOAb 和 TgAb，而甲功八项是在甲功七项的基础上增加了 TRAb。

（4）甲状腺球蛋白（Tg）：是健康甲状腺中的主要成分，

当甲状腺遭到破坏时，大量的 Tg 就会从甲状腺进入血液。甲亢、甲状腺结节、亚急性甲状腺炎等都可能导致血 Tg 升高。

2. 甲状腺彩超的优势是什么？

超声成像是一种无创且安全有效的医学检查方法，利用声波及其反射原理产生人体内部的图像。可以帮助医生诊断和治疗疾病，它不仅可以显示身体内部器官的结构和活动情况，还可以显示流经血管的血液情况。

甲状腺彩超是评估甲状腺结构最常用的手段。

临床上还可借助甲状腺超声指导甲状腺穿刺行细胞学检查或活检，也可指导介入性治疗，如甲状腺消融治疗。

3. 为什么要做摄碘率检查？

甲状腺摄碘率检查用于评估甲状腺的功能状态。检查当天，患者需空腹，口服碘 –131 溶液后需继续禁食 1 ～ 2 小时，测定第 2、4、24 小时的碘放射性（或第 3、6、24 小时），一般在 24 小时出现最高摄碘率。正常值由于各地饮食中含碘量及测量设备和方法不同而有差异，一般范围为 2 小时：10% ～ 30%，24 小时：20% ～ 50%。摄碘率增加可见于：甲状腺功能亢进、桥本甲状腺炎（早期）、甲状腺肿等。摄碘率降低见于：甲状腺功能减退、亚急性甲状腺炎、过量摄入碘等。

摄碘率检查放射性的量非常小，然而，与任何辐射照射一样，不建议孕妇或哺乳期妇女进行。放射性碘可通过尿液排出，因此可能不会建议采取特殊的预防措施。

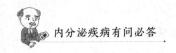

摄碘率主要受促甲状腺激素的影响，促甲状腺激素越高，甲状腺摄碘率越高；同时受摄碘量影响，摄碘越多，血液碘浓度越高，则甲状腺的摄碘率越低。

因此，摄碘率检查干扰因素主要有缺碘饮食、碘过量饮食、最近（过去两周内）进行过使用碘对比剂的放射学检查、腹泻（可能减少放射性碘的吸收）等。

增加摄碘的药物包括巴比妥类、雌激素、锂、吩噻嗪类和促甲状腺激素类药物。降低摄碘效果的药物包括促肾上腺皮质激素类药物、抗组胺药、皮质类固醇、卢格氏碘、硝酸盐、甲状腺激素药物、甲苯磺丁脲。

此外，患者行此项检查2周前禁食含碘较高的食物，如海带、紫菜、海蜇及含碘中药，如贝母、牛蒡子、木通、常山、夏枯草、黄药子、玄参、连翘等。

4. 什么是甲状腺放射性核素显像？

甲状腺放射性核素显像是一种核医学成像。患者通常会通过注射、吞咽或吸入接受放射性示踪物，它会在检查区域积聚。利用一个特殊的照相机检测放射性示踪物，计算机生成图像并提供信息。甲状腺放射性核素显像用于反映甲状腺位置、形态、大小、内部病变及放射性分布状况。

5. 为什么要做甲状腺细针穿刺细胞学检查？

甲状腺细针穿刺是一种使用细针从甲状腺结节中取出细胞的检查方法，具有快速、经济、创伤小等优点。目前甲状腺细针穿刺细胞学检查成为诊断甲状腺结节良恶性首选的方法，其主要适应证为：①结节性甲状腺疾病：判断结节的性质，直径 5mm 以上的甲状腺结节，均可考虑该项检查；②甲状腺炎：包括急性、亚急性和慢性甲状腺炎；③甲状腺浸润性病变：如淀粉样变等；④其他疾病：如颈部淋巴结肿大等。

　　在穿刺过程中，医生会嘱患者取平卧位并通过超声检查查看患者甲状腺以找到结节。利用卡因局部麻醉后，用细针穿过患者颈前的皮肤，用针尖从甲状腺结节中取出细胞。通常针尖需在结节的不同部位来回插入至少 2 次，以收集足够的细胞。如果要从多个结节中取出细胞，则需要更换多个针头。取细胞后做病理检查，显微镜下观察细胞的形态及判断良恶性等。

三　可能影响甲状腺功能的药物有哪些

　　临床上多种药物可影响甲状腺功能。

　　1. 碘剂、含碘造影剂以及含碘药物。可短时间抑制甲状腺激素的合成及分泌，引起甲状腺素水平降低。

　　2. 雌激素，如雌二醇、炔雌醇环丙孕酮，可增加甲状腺球蛋白（Tg）合成，抑制其清除，进而提高总 T_4 水平。另外，雄激素、糖皮质激素抑制促甲状腺激素分泌，进而抑制甲状腺激素合成。

　　3. 肝素、非甾体抗炎药等，可通过影响甲状腺球蛋白的数量及功能引起 T_4 浓度异常，减少总体激素水平，但 FT_4 可正常。

　　4. 苯妥英钠、卡马西平等抗癫痫药可激活肝 P450 氧化酶

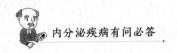

而加速甲状腺激素的代谢，从而使甲状腺激素的水平降低。

5.胺碘酮是临床上广泛使用的抗心律失常药物，高含碘，可致甲状腺功能亢进或甲状腺功能减退引起甲状腺功能紊乱。

6.调节免疫的细胞因子干扰素 α，如抗肿瘤药伊马替尼、阿西替尼、达沙替尼等则可直接破坏甲状腺组织影响甲状腺激素水平。

第二节　甲状腺肿

 什么是甲状腺肿

甲状腺肿是指甲状腺异常肿大，可导致咳嗽、呼吸困难、声音嘶哑和吞咽困难。甲状腺肿可能是甲状腺的整体肿大，也可能是细胞不规则地生长在甲状腺中形成一个或多个结节。甲状腺肿并不意味着甲状腺不能正常工作。即使甲状腺肿大，甲状腺功能也可正常。

二　甲状腺肿的原因有哪些

1. 单纯性甲状腺肿

甲状腺弥漫性肿大，不伴结节及甲状腺功能异常。

地方性甲状腺肿俗称"大脖子病"，主要由于碘缺乏导致甲状腺激素合成不足，反馈性 TSH 引起分泌量增多，刺激甲状腺增生肥大。甲状腺在 TSH 长期刺激下可出现部分区域增生或萎缩、出血、纤维化及钙化，也可出现自主性功能增高和毒性结节性甲状腺肿。地方性甲状腺肿的患病率和患者甲状腺体积随着碘缺乏程度的加重而增加，补充碘剂后，甲状腺肿的患病率可显著下降。

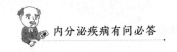

散发性甲状腺肿病因复杂，与基因突变或遗传缺陷有关，可引起甲状腺激素合成障碍。

2. 非毒性多结节性甲状腺肿

指甲状腺结节性肿大，不伴甲状腺功能异常。成人患病率为 12%，女性、老年人，以及缺碘地区更常见。患者大部分无自觉症状，常因体检或影像学检查而发现。发病原因与遗传、自身免疫和环境等多因素有关。

另外，甲亢、甲减、Graves 病、甲状腺癌、甲状腺炎及怀孕等原因，都可能导致甲状腺肿。

三　甲状腺肿的常见症状有哪些

甲状腺肿通常是无症状的。其他体征或症状，取决于甲状腺功能是否改变，甲状腺肿的生长速度是否过快及是否阻塞呼吸。

若有症状可能是：颈部底部见肿胀或肿大、喉咙发紧或窒息的感觉、咳嗽、声音嘶哑、吞咽困难、呼吸困难（严重情况下）。

如甲状腺肿的病因是甲亢，则会出现以下症状：紧张、心悸、过度兴奋、容易出汗、怕热、食欲增加、体重减轻、疲劳、脱发等。

四　甲状腺肿需要治疗吗

是否需要治疗取决于甲状腺肿的原因、症状和甲状腺肿引起的并发症。肿大不明显且不会出现明显症状的轻微甲状腺肿通常不需要治疗。

单纯性甲状腺肿在临床上一般无明显症状，常呈现轻、中度弥漫性或结节性肿大，表面平滑，质地较软。甲状腺肿严重时可压迫气管、食管或神经等其他颈部组织，出现咳嗽、气促、吞咽困难或声音嘶哑等症状，若出现上述压迫症状，需行手术或消融治疗。

对于碘缺乏引起的甲状腺肿，则需改善碘营养状态。食盐加碘是目前国际上公认的预防碘缺乏病的有效措施。我国从1996年起立法推行普遍食盐碘化，我国食盐加碘标准为碘浓度不低于 $20 \sim 30$ mg/kg，各地根据本地区的自然碘资源基础制订本地的食盐加碘浓度。目前，我国碘缺乏病已经得到了有效的控制。对于甲状腺肿伴甲减的患者可补充甲状腺激素，而甲状腺肿伴甲亢的患者可给予抗甲状腺药物治疗或放射性碘治疗。

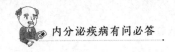

第三节　甲状腺功能亢进症

什么是甲状腺功能亢进症

甲状腺功能亢进症简称甲亢，是指甲状腺腺体本身功能亢进，合成和分泌甲状腺激素增加导致神经、循环、消化等系统兴奋性增高和代谢亢进为主要表现的临床综合征。其病因包括弥漫性毒性甲状腺肿（也称 Graves 病）、结节性毒性甲状腺肿和甲状腺自主高功能腺瘤等。我国临床甲亢的患病率为 1%，其中 85% 以上是 Graves 病引起的。

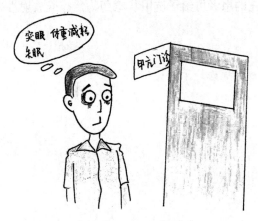

▲ 图3-2　甲亢症状

Graves 病属于自身免疫性甲状腺疾病,是多基因疾病,同时受环境因素的影响,包括细菌感染、性激素变化、应激等。在 Graves 病中,免疫系统对甲状腺中的促甲状腺激素受体产生抗体(TRAb),会导致甲状腺激素分泌过多。

二 甲亢患者有哪些临床表现

甲亢的症状和体征的严重程度与患者年龄、病程长短、激素水平等多种因素相关。其临床表现主要有以下几种。

1. 代谢异常

(1)体重减轻。即使食欲和食物摄入量保持不变或增加,体重依然会减轻。

(2)心跳加快。通常每分钟超过 100 次。

(3)心律失常、心悸。

(4)食欲亢进、大便次数增多或腹泻。

(5)紧张焦虑、易怒,失眠烦躁。

(6)颤抖。通常是手和手指的轻微颤抖。

(7)怕热多汗。

(8)女性可以出现月经失调或月经稀少。

(9)甲状腺肿大(甲状腺肿),表现为颈部底部肿胀。

(10)疲劳、肌肉无力。

(11)皮肤厚而发红,通常位于小腿或脚背,毛发细而脆。

少数老年患者高代谢综合征不典型,主要表现为乏力、心悸、厌食、头晕、嗜睡、体重明显减轻,称为"淡漠型

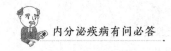

甲亢"。可伴有心房颤动、肌肉震颤等体征，临床上患者常因明显消瘦被误诊为恶性肿瘤，因心房颤动被误诊为冠心病，因此，如果老人有不明原因消瘦或新发房颤，可考虑本病。

2. 突眼

部分患者伴有眼征，女性多于男性，吸烟会影响甲状腺相关眼病的发展。突眼分为两类：一类为单纯性突眼，表现为眼球轻度突出，眼裂增宽，瞬目减少，病因与甲状腺毒症所致的交感神经兴奋性增高有关；另一类为浸润性突眼，即 Graves 眼病，主要表现包括眼球突出伴活动受限、眼睛干涩红肿、过度流泪或不适、光敏感增加、视力下降、局部炎症，查体可见眼睑肿胀，结膜充血水肿，眼球活动受限。

3. 胫前黏液性水肿

也称为 Graves 皮肤病变，多发生于胫骨前中下部，多为双

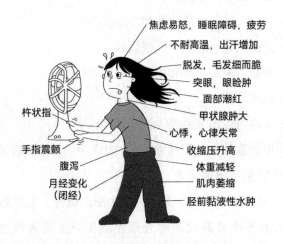

▲ 图 3-3　甲状腺功能亢进症患者的症状和体征

侧对称性，有时可累及足背、踝关节、肩部、手背及面部。早期表现为皮肤增厚、变粗，并出现大小不等的棕红色结节，后期皮损融合，皮肤粗厚，如橘皮或树皮样。

三　甲亢的主要危害是什么

1. 甲状腺危象

甲状腺激素大量释放进入循环系统，导致甲状腺毒症急性加重。多发生于甲亢较重未予治疗或治疗不充分的患者。患者可出现高热、大汗、心动过速（＞140 次 / 分钟）、谵妄恶心、腹泻，甚至心衰、休克及昏迷。如果发生这种情况，请立即就医。

2. 高代谢状态

甲状腺激素加速糖类、蛋白质及脂肪的吸收与代谢，患者可出现血糖升高、糖耐量异常，严重时可致糖尿病；蛋白质与脂肪分解加速，可出现体重下降、营养不良等。

3. 心脏的问题

可导致甲状腺毒症性心脏病，出现心动过速、心房颤动和心力衰竭。其中，房颤会增加中风的风险。2% ～ 20% 的甲亢患者可有房颤，但甲状腺毒症纠正后，房颤可消失。

4. 消化系统的问题

甲亢患者可出现食欲亢进、大便次数增多或腹泻等症状，部分患淡漠型甲亢的老年人可表现为食欲减退、厌食和腹泻。

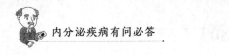

5. 血液系统的问题

甲亢可引起白细胞减少。

6. 神经精神系统的问题

甲亢患者易紧张、焦虑、烦躁、失眠等；可伴发周期性瘫痪（亚洲、青壮年男性多见）和近端肌肉进行性无力、萎缩，后者称为甲亢性肌病，严重时可进展为重症肌无力。

7. 呼吸系统的问题

甲状腺肿大压迫气管或喉返神经时可出现呼吸困难、声音嘶哑等症状。

8. 生殖系统的问题

女性患者可发生月经紊乱、经量减少、周期延长，严重的可影响生育。男性可出现勃起功能障碍或生育力降低。

9. 骨代谢的问题

甲亢患者由于骨转化率增高，容易出现骨质疏松、骨量减少和骨强度降低。

10. 甲状腺相关性眼病

患者可出现眼部问题，包括突眼、眼睛肿胀、红肿、发炎、有疼痛或沙砾感、对光敏感、视力模糊或复视。未经治疗的严重眼部问题可能导致视力下降或失明。

11. 皮肤病变

甲亢患者可出现皮肤红肿、黏液水肿，通常出现在小腿和足部。

四 如何治疗甲亢

甲亢的治疗主要包括药物治疗、^{131}I 治疗和手术治疗。治疗方法的选择取决于患者的年龄、身体状况、甲亢的潜在原因、个人倾向和疾病的严重程度。目前，甲状腺微波消融或射频消融也用于甲亢的治疗，但仍处在探索阶段。

1. 药物治疗

治疗甲亢药物为抗甲状腺药物（ATD），通过抑制甲状腺激素的合成达到治疗目的，临床分为硫脲类和咪唑类，常用的有丙硫氧嘧啶及甲巯咪唑。丙硫氧嘧啶具有在外周组织抑制 T_4 转化为 T_3 的独特作用。药物治疗主要适用于：①轻、中度病情；②甲状腺轻、中度肿大；③孕妇、高龄或由于其他严重疾病不适宜手术者；④手术前或 ^{131}I 治疗前的准备；⑤手术后复发且不适宜 ^{131}I 治疗。

2. ^{131}I 治疗

经口摄入，放射性碘被甲状腺吸收，导致甲状腺萎缩以减少甲状腺激素产生。甲亢症状通常在几个月内消退。过量的放射性碘会在数周至数月内从体内消失。

^{131}I 治疗主要适用于：①甲状腺Ⅱ度肿大以上；②对抗甲状腺药物过敏；③经抗甲状腺药物或手术治疗后复发；④甲亢合并心脏病；⑤甲亢伴白细胞减少、血小板减少或全血细胞减少；⑥甲亢合并肝、肾等脏器功能损害；⑦拒绝手术治疗或有手术禁忌证；⑧浸润性突眼的患者。

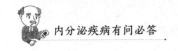

行 ^{131} I 治疗后可发生甲状腺功能减退症,甲减发生率为每年 5% 左右,10 年达到 40% ~ 70%,应定期监测甲状腺功能,发现甲减后应及时给予甲状腺素替代治疗,需终身服药。

3. 手术治疗

目前主要采用甲状腺次全切除术,两侧各留 2 ～ 3g 甲状腺组织,术前需药物控制甲亢,以减少术后并发症的发生,多数患者的甲亢手术后可根治,复发率较低。

适用于:①甲状腺肿大显著(80g),有压迫症状;②中、重度甲亢,长期服药无效,或停药复发,或不能耐受抗甲状腺药物;③胸骨后甲状腺肿;④细针穿刺细胞学检查怀疑恶变;⑤抗甲状腺药物治疗无效或过敏的妊娠患者,手术需在妊娠中期(孕 4 ～ 6 个月)进行。

五 抗甲状腺药物有哪些,药物治疗过程中有哪些注意事项

目前临床上常用的抗甲状腺药物主要有咪唑类和硫脲类。咪唑类包括甲巯咪唑和卡比马唑,硫脲类主要有丙硫氧嘧啶和甲硫氧嘧啶。丙硫氧嘧啶肝脏毒性大于甲巯咪唑,因此优先使用甲巯咪唑,并在用药期间监测血常规与肝功能。但甲巯咪唑具有致畸作用,因此,在妊娠初期(孕 1 ～ 3 个月)推荐选择丙硫氧嘧啶治疗。治疗开始应立即给予足量抗甲状腺药物,控制甲状腺功能至正常。

抗甲状腺药物不良反应主要有粒细胞缺乏、皮疹、中毒性肝病、血管炎、过敏等，用药期间应定期复查血常规、肝功能，并注意有无发热、咽痛等症状。

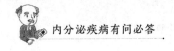

第四节　甲状腺功能减退症

什么是甲状腺功能减退症

甲状腺功能减退症简称甲减，是指由各种原因导致甲状腺不能产生足够的甲状腺激素或甲状腺激素抵抗而引起的全身性低代谢情况。其病理特征是黏多糖在组织和皮肤堆积，表现为黏液性水肿。根据其发病部位可分为 3 类。①原发性甲减：由甲状腺腺体本身病变引起，占全部甲减的 95% 以上，主要由自身免疫、甲状腺手术以及甲亢 ^{131} I 治疗引起；②中枢性甲减：由下丘脑或垂体病变引起的促甲状腺激素释放激素（TRH）或者促甲状腺激素（TSH）产生和分泌减少所致，常由垂体外照射、垂体大腺瘤、颅咽管瘤、垂体炎及产后大出血引起，其中由下丘脑病变引起的甲减称为三发性甲减；③甲状腺激素抵抗综合征：由于甲状腺激素不能正常作用于外周组织而发挥代谢调节作用引起。

甲减的常见病因有哪些

1. 自身免疫性甲状腺炎，最常见的是桥本甲状腺炎或称慢性淋巴细胞性甲状腺炎，是一种自身免疫性疾病。在桥本氏病中，身体的免疫系统攻击并损害甲状腺，导致甲状腺不能产生和释放足够的甲状腺激素。

2. 甲状腺手术。全部或部分切除甲状腺的手术有导致甲减的可能。

3. 放射治疗。放射治疗头颈部肿瘤时可能会导致甲减。

4. 甲状腺炎。如亚急性甲状腺炎、化脓性甲状腺炎，由于病毒或细菌感染导致甲状腺被破坏。

5. 药物治疗。许多药物可能导致甲减。如治疗精神类疾病的药物锂等。

6. 出生时即存在。有些婴儿出生时甲状腺无法工作或患有遗传性甲状腺疾病。

7. 垂体疾病。垂体无法产生足够的促甲状腺激素（TSH）并输送到甲状腺以促进甲状腺激素合成，这种情况通常是由垂体的非癌性肿瘤引起。

8. 碘缺乏。体内没有足够的碘，即甲状腺用来制造激素的原料缺乏。

9. 妊娠。有些妊娠后女性可能出现甲减，如果妊娠期间出现甲减且不进行治疗，会增加流产、早产和先兆子痫的风险。

三　甲状腺功能减退症有哪些临床表现

与甲亢相似，甲状腺激素缺乏也可影响全身多个组织和器官。甲状腺功能减退症患者的症状和体征因激素缺乏的严重程

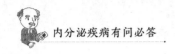
度而异。甲减往往发展缓慢，通常会持续数年。主要是代谢减退的表现，如乏力疲劳，畏寒怕冷，便秘；皮肤干燥，体重增加，颜面水肿，声音嘶哑，肌肉无力、酸痛，关节疼痛、肿胀及僵硬，月经不规则，毛发脱落，头发和皮肤粗糙，心率减慢；记忆力减退，有些患者可出现抑郁；甲状腺可肿大。

一些患者可能出现胫前黏液性水肿。本病累及心脏时可出现心包积液和心力衰竭。重症患者可发生黏液性水肿昏迷。

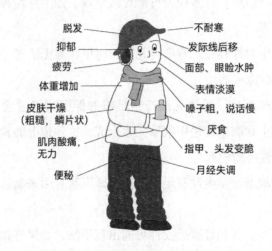

▲ 图3-4　甲状腺功能减退症患者的症状和体征

儿童和青少年患有甲状腺功能减退症可能影响神经系统发育，表现为：生长缓慢、矮小，恒牙发育延迟，青春期延迟，智力发育障碍等。

四 甲减的危害是什么

甲减可引起全身多个系统的异常。①神经系统：嗜睡、反应迟钝、记忆力减退，儿童甲减可能出现身材矮小、生长发育延迟、智力水平低下等；②心血管系统：可出现心动过缓、心排出量降低，严重时可导致心包积液或心力衰竭；③消化系统：常表现为食欲差、腹胀、便秘，伴随体重增加；④生殖系统：女性月经过多或月经紊乱，甚至闭经、不孕；男性表现为性欲减退，甚至勃起功能障碍。重症患者可出现黏液性水肿昏迷，可由感染，压力或镇静剂引发，表现为寒冷不耐受明显、嗜睡、无力，甚至昏迷，可危及生命，需紧急送医救治。

五 甲减如何治疗

在大多数情况下，甲减可以通过补充甲状腺激素来治疗。常用的激素替代药物为甲状腺素钠片。甲减通常需终身服药，一旦减量或停药，甲减会再次出现或加重。

推荐患者清晨进食前 1 小时服药，或与其他药物和某些食物的服用间隔应当在 4 小时以上，避免食物对药物吸收的影响。

药物治疗的剂量取决于患者的病情、年龄、体重和个体差异。小于 50 岁、既往无心脏病史患者可以尽快达到完全替代剂量，50 岁以上患者服用甲状腺素钠片前要常规检查心脏状态。为了确定甲状腺素补充的正确剂量，医生通常会在患者服药

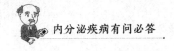

6～8周后检查患者的促甲状腺激素水平。甲状腺激素替代达正常水平后，通常每6个月需复查一次。过量的激素替代会引起一些不良反应，如疲劳、食欲增加、失眠、心悸、颤抖等。

　　一些食物和药物可能会影响激素的吸收，如大量豆制品、高纤维食物；铁补充剂或含铁的多种维生素；抗酸剂中的氢氧化铝；钙补充剂等。

第五节　妊娠与甲状腺功能异常

一　甲状腺激素在妊娠中扮演什么角色

适量的甲状腺激素对胎儿神经系统的正常发育至关重要。在妊娠女性怀孕的前 3 个月，胎儿依赖于母体的甲状腺激素供应，大约 12 周时，胎儿的甲状腺开始自行工作，但直到 18 ～ 20 周时，胎儿才能够产生足够的甲状腺激素。

二　妊娠期甲状腺可发生哪些变化

妊娠期间，两种与妊娠有关的激素——人绒毛膜促性腺激素和雌激素会导致母体血液中甲状腺激素水平升高，促甲状腺激素水平下降。此外，妊娠期女性肾脏对碘的清除增加，同时胎儿甲状腺对碘原料需求增加，导致碘摄入量相对不足，因此健康女性在怀孕期间甲状腺会代偿性增大。

三　妊娠期甲状腺功能异常有哪些，可能的危害是什么

妊娠期甲状腺功能异常主要有甲状腺功能亢进和甲状腺功能减退。

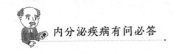

1. 妊娠期甲亢经有效控制后对妊娠影响不大。

在妊娠早期，建议每1～2周监测一次甲状腺功能；妊娠中、晚期第2～4周监测一次，达到目标值后第4～6周监测一次。

2. 妊娠期甲状腺功能减退可导致患者贫血、妊娠高血压、先兆子痫、胎盘剥离、自发性流产、胎儿窘迫、早产以及低出生体重儿，甚至死胎。因为甲状腺激素对胎儿的神经系统发育非常重要，未经治疗的妊娠期甲状腺功能减退症，尤其是在孕早期，会导致胎儿易产生先天性甲状腺肿、克汀病及其他先天性畸形。

四 妊娠期 T_3、T_4 高一定是甲亢吗

妊娠期雌激素刺激肝脏甲状腺激素结合球蛋白增加，可引起血清 TT_4 和 TT_3 增高，因此，妊娠期甲亢的诊断应依赖于血清 FT_4、FT_3 和 TSH。

此外，应注意鉴别妊娠期甲亢与妊娠期一过性甲状腺毒症（GTT）。GTT 主要发生在妊娠早期，是由升高的血清人绒毛膜促性腺激素刺激甲状腺表面的 TSH 受体导致的，表现为 FT_3 或 FT_4 轻度升高，TSH 水平减低。患者可有剧烈恶心、呕吐及脱水等表现。

五 哪些患者妊娠期需要甲状腺激素干预治疗

对于甲状腺功能减退的孕妇的治疗与常规甲减的患者治疗无异，都是补充甲状腺激素。医生很可能会给患者开具甲状腺

素，这是一种甲状腺激素药物，与甲状腺正常分泌的 T_4 相同。甲状腺素对胎儿来说是安全的，并且在胎儿能够自己制造甲状腺激素之前将发挥重要的作用。

在妊娠早期，T_3 无法像 T_4 那样进入胎儿的大脑。因此，胎儿大脑所需的 T_3 都是由母体 T_4 转化而来的。T_3 包含在许多用动物甲状腺制成的甲状腺药物中，如甲状腺素，但对胎儿的大脑发育没有用处。这些药物含有过多的 T_3 和不足的 T_4，不应在怀孕期间使用。专家建议怀孕期间使用甲状腺素（L–T_4）。

妊娠前已经确诊甲减的患者，需要调整甲状腺素剂量，使血清 TSH 达到正常值范围内再考虑怀孕。甲减患者怀孕后应适当补充甲状腺激素，以维持自己和胎儿的正常生长发育。对于可疑甲减的女性在妊娠早期即应检查甲状腺功能：TSH > 4.0mIU/L 且 TPOAb 阴性者考虑亚临床甲减，应给予 L–T_4 治疗；甲功正常、TPOAb 阳性，有不明原因流产史者，推荐给予小剂量 L–T4 治疗（25 ～ 50μg/d）；单纯性低甲状腺素血症者不常规推荐 L–T4 治疗，建议查找低甲状腺素血症的原因，如铁缺乏、碘缺乏或碘过量等，对因治疗。

六　妊娠期甲状腺功能亢进症的药物治疗注意事项有哪些

妊娠合并甲亢是甲状腺毒症最常见的病因。甲状腺毒症的患者体内可产生过量的促甲状腺素受体抗体，这一抗体可经

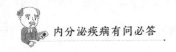

胎盘刺激胎儿甲状腺引起胎儿或新生儿甲亢。因此，若患者甲亢未控制，建议不要备孕；如果患者正在接受抗甲状腺药物治疗，血清 FT_3、FT_4 值达到正常范围后可停用抗甲状腺药物或应用最小剂量，此时可以备孕，同时密切监测甲功。

在妊娠的前 3 个月，医生通常推荐使用丙硫氧嘧啶（PTU）治疗甲亢。虽然甲巯咪唑服用方便，不良反应更少，但比 PTU 更容易导致严重的婴儿出生缺陷，然而任何一种药物导致的婴儿出生缺陷都是罕见的。有时，医生推荐妊娠三个月后改用甲巯咪唑。一些女性在孕晚期不再需要抗甲状腺药物。

抗甲状腺药物可通过胎盘进入胎儿的血液，降低胎儿产生的甲状腺激素量。如果妊娠女性服用抗甲状腺药物，医生会开出尽可能低的剂量，足以达到治疗效果但维持其甲状腺激素接近或轻度高于正常值上限水平，以避免胎儿出现甲状腺功能减退。

七　什么是产后甲状腺炎

产后甲状腺炎是一种自身免疫甲状腺炎，在分娩后的第一年内，约有 8.1% 的女性会受到影响，在患有 1 型糖尿病的女性中更常见。炎症导致储存的甲状腺激素从被破坏的甲状腺滤泡释放。发病初期，释放入血液中的甲状腺激素可能会导致甲状腺毒症，这些症状和体征可能持续 3 个月。之后，甲状腺的持续损伤可能会导致甲状腺激素不足进而引起甲状腺功能减退，这可能会持续 12 个月。然而，一些女性可发展为永久性甲状腺功能减退。

并非所有患有产后甲状腺炎的女性都会经历这两个典型阶段。有些只经历甲状腺毒症，还有些只经历甲状腺功能减退。

产后甲状腺炎导致的甲状腺毒症往往比较温和，很少需要治疗。如果患者有心悸症状，医生可能会开具 β 受体阻滞剂，但会采取尽量小的剂量。不主张给予抗甲状腺药物治疗，防止其导致甲状腺功能减退。如果患者在甲状腺功能减退阶段出现相应症状，医生可能会开具 L–T_4 来治疗。

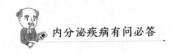

第六节　甲状腺结节和甲状腺癌

 什么是甲状腺结节

甲状腺结节是在甲状腺内形成的质地较韧或囊性充满液体的肿块，可以被触及，也可通过超声检查发现。大多数甲状腺结节并不严重，也不会引起症状。只有 5% ～ 15% 的甲状腺结节为恶性，即甲状腺癌，其受年龄、性别、放射线接触史、家族史和其他因素影响。

大多数甲状腺结节不会引起体征或症状。但有些结节增大到一定程度，可能有以下症状。

1. 甲状腺肿大，可表现为颈部底部肿胀，可见局部肿块。

2. 颈部疼痛，憋胀。

3. 吞咽和呼吸困难。

4. 声音嘶哑。

 怎样鉴别甲状腺结节的性质

对甲状腺结节性质的鉴别主要集中在良性和恶性。随着医疗技术水平的提高，甲状腺癌的检出率逐渐提高。根据 20 世纪 80 年代芬兰的一项尸检结果显示，36% 的正常死亡病例患有甲状腺微癌，这意味着有些人终生无进展。因此，没有必要过度担心甲状腺癌逐渐增加的发病率。

甲状腺结节性质的鉴别主要包括以下 4 个方面。

1. 病史和体征：对有头颈部放射史、甲状腺肿瘤家族史的患者需要重点关注。若体格检查示坚硬的、固定的、快速生长的结节伴颈部淋巴结肿大需警惕。如果患者伴声音嘶哑、吞咽困难，需进一步深入检查。

2. 实验室检查：血清降钙素和癌胚抗原增高的患者，提示髓样癌。对于有甲状腺髓样癌或多发性内分泌腺瘤病 2 型家族史的患者，应测量血清降钙素水平。

3. 高清晰度甲状腺超声检查是评估甲状腺结节使用最广泛的临床检查，它可以准确检测甲状腺结节的大小和数量，并且可以检测到体检中无法触及的甲状腺结节。超声可确定甲状腺结节的大小、数量、位置、质地（实性或囊性）、形状、边界、包膜、钙化、血供和与周围组织的关系等情况，同时评估颈部区域有无淋巴结和淋巴结的大小、形态和结构特点。以下超声征象提示甲状腺恶性结节的可能性大：①实性低回声结节；②结节形态和边缘不规则；③微小钙化，针尖样弥散分布或簇状分布；④甲状腺外浸润或颈部淋巴结肿大，伴有淋巴结门结构丢失、囊性改变或微小钙化；⑤纵径和横径比值＞1。

近年来，超声弹性成像通过评估组织的硬度来识别甲状腺癌（也称为"电子触诊"），进一步提高了对甲状腺良恶性疾病的识别水平，但应注意避免导致假阳性或假阴性的因素。

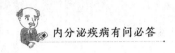

4.超声引导下甲状腺细针穿刺细胞学检查（FNAC）的诊断准确率可以达到95%，是鉴别甲状腺结节良恶性的"金标准"。FNAC的结果分类如下：①良性（70%）；②恶性（5%～10%）；③疑似恶性肿瘤（10%）；④不能诊断或不满意的抽样（5%～15%）；⑤不确定，包括意义不明的不典型增生以及滤泡样病变或滤泡样肿瘤。采样不满意与操作者缺乏经验、病变过大或过小、合并囊性病变等有关。出现下列情况可考虑行FNAC：①行超声检查提示直径＞0.5cm的甲状腺结节；②超声提示结节有恶性征象；③有头颈部放射线照射史或辐射污染接触史；④有甲状腺癌家族史；⑤血清降钙素水平异常者。

二　什么是甲状腺癌？

甲状腺癌是来源于甲状腺上皮细胞的恶性肿瘤，约占全身恶性肿瘤的1%，包括甲状腺乳头状癌、甲状腺滤泡状癌、甲状腺髓样癌和未分化甲状腺癌四种病理类型。

1. 甲状腺乳头状癌

是甲状腺癌中最常见的类型，占总数的50%～70%，可在任何年龄发生。乳头状癌恶性度低，生长缓慢，即使扩散到颈部淋巴结，也通常具有较好的预后。

2. 甲状腺滤泡状癌

占甲状腺癌的10%～15%，可以通过血液传播到远处的器官，特别是骨骼和肺部。

3. 甲状腺髓样癌（MTC）

约占所有甲状腺癌的 2%，始于甲状腺 C 细胞，其产生降钙素，若血液中降钙素水平升高表明 MTC 处于早期阶段，大约 25% 的 MTC 在家族中发生，并与其他内分泌肿瘤相关，因此对患者家属及时进行 RET 原癌基因的检测可以有助于甲状腺髓样癌的早期诊断。

4. 未分化甲状腺癌

是最具侵袭性的甲状腺癌，对治疗反应差。往往发生在 60 岁以上人群，可能导致严重的症状和体征，如颈部肿胀，恶化比较快，可能导致呼吸和吞咽困难。未分化甲状腺癌非常罕见，在甲状腺癌患者中约占不到 2%。

甲状腺癌的发病率与性别、地区、种族有一定关系。临床上以女性发病较多，男女发病比例为 1∶（2～4）。任何年龄均可发病，以青壮年多见。绝大多数甲状腺癌发生于一侧甲状腺腺叶，常为单个肿瘤。

四 甲状腺癌的危险因素有哪些

1. 头颈部放射线照射史或放射性尘埃接触史。

2. 全身放射治疗史。

3. 有甲状腺癌的家族史。

4. 女性。

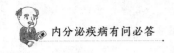

5. 迅速生长的结节。

6. 甲状腺结节伴持续性声音嘶哑、发音困难。

7. 甲状腺结节伴吞咽困难或呼吸困难。

8. 甲状腺结节形状不规则、与周围组织粘连固定。

9. 甲状腺结节伴颈部淋巴结病理性肿大。

五 哪些甲状腺结节需要手术

1. 分化型甲状腺癌，如果没有手术禁忌证，原则上应该手术治疗。

2. 良性甲状腺结节，可以保守治疗，定期随访，但对于有以下情况的患者可以考虑手术治疗：①出现压迫症状，如影响呼吸、吞咽；②胸骨后甲状腺结节；③甲状腺结节合并甲亢（现自主性高功能性甲状腺腺瘤的手术治疗逐步被 [131] I 治疗取代）；④巨大甲状腺结节，影响美观。

第七节　甲状腺炎

 一　什么是甲状腺炎

甲状腺炎是一种由多种病因，如细菌感染、病毒感染、自身免疫、放射损伤及药物等导致甲状腺破坏的疾病。

甲状腺炎一般经历三个阶段，包括：①甲状腺毒症阶段：在这个阶段，由于甲状腺炎症，甲状腺破坏并释放过多的激素，导致暂时性甲状腺毒性。②甲状腺功能减退期：在甲状腺激素过度释放数周或数月后，甲状腺将没有足够的甲状腺激素释放。这可能导致甲状腺激素缺乏而引起甲状腺功能减退。桥本甲状腺炎和放射性甲状腺炎的患者通常永久处于甲状腺功能减退期。③甲状腺功能正常期：在这一阶段，甲状腺恢复合成并分泌甲状腺激素的能力。

二　甲状腺炎如何分类

甲状腺炎在临床上分类多样，按起病快慢可分为急性、亚急性和慢性甲状腺炎。慢性甲状腺炎又分为慢性淋巴细胞性甲状腺炎（桥本甲状腺炎）和慢性纤维性甲状腺炎（木样甲状腺炎）。按病因不同，可分为感染性，如急性化脓性甲状腺炎和

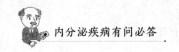

非感染性，如自身免疫性、放射性、药物性两类。甲状腺炎以亚急性甲状腺炎和桥本甲状腺炎较为常见。

1. 亚急性甲状腺炎

亚急性甲状腺炎简称亚甲炎，又叫肉芽肿性甲状腺炎、巨细胞性甲状腺炎、亚急性疼痛性甲状腺炎等。多由病毒（如流感病毒、科萨奇病毒等）感染引起，常于春夏季发病。本病为自限性疾病，一般不遗留甲状腺功能减退症。

亚甲炎常于病毒感染后 1～3 周发病，起初可表现为发热、咽痛等上呼吸道感染症状，后出现甲状腺区疼痛，可放射至耳部，吞咽时疼痛加重，同时可伴有甲状腺肿大，触痛明显。也可出现全身不适、食欲减退、肌肉疼痛、心动过速、多汗等。体格检查可有甲状腺轻至中度肿大，甲状腺质地中等或偏硬，触痛明显，少数患者可有颈部淋巴结肿大。

亚甲炎为自限性疾病，预后良好。早期治疗以减轻炎症反应及缓解疼痛为目的。轻型患者可应用非甾体抗炎药，如阿司匹林、布洛芬、吲哚美辛等。若患者出现疼痛剧烈、体温持续上升，可使用糖皮质激素，如泼尼松每日 20～40mg，1～2 周后复查，根据化验结果逐步减少剂量，总疗程 4 周左右。对于甲减症状明显、持续时间较长的患者，可给予少量甲状腺素替代治疗，并注意监测甲状腺功能。

2. 桥本甲状腺炎

桥本甲状腺炎又称桥本病，属于自身免疫性甲状腺疾病，多发于女性。病因主要为自身免疫功能异常，甲状腺自身抗体形成，破坏甲状腺组织。桥本病起病隐匿，病程较长，早期症状不典型。它是甲状腺炎最常见的形式，也是甲状腺功能减退最常见的原因。

甲状腺功能正常的患者一般无须治疗，每半年到1年随访1次，主要检查甲状腺功能，必要时可行甲状腺超声检查；若出现甲减和亚临床甲减，应遵医嘱口服甲状腺素片替代治疗；若甲状腺肿压迫症状明显、药物治疗后不缓解，可考虑手术治疗。

3. 无痛性甲状腺炎

无痛性甲状腺炎是一种由甲状腺自身抗体引起的自身免疫性疾病。患者会有轻度、短暂的甲状腺毒症，有时会出现甲减期，然后恢复正常。甲状腺大小保持正常或轻度肿大，但患者没有颈部疼痛。20%患者遗留永久性甲减，10%的患者复发。

4. 产后甲状腺炎

产后甲状腺炎是无痛性甲状腺炎的变异性。

这是一种由甲状腺自身抗体引起的自身免疫性疾病，可在产后一年内发生。典型临床表现分为3期，即甲亢期、甲减期和恢复期，20%患者遗留永久性甲减。

5. 放射性甲状腺炎

放射性甲状腺炎是一种由用于治疗某些癌症的放射治疗或用于治疗甲亢的放射性碘引起的甲状腺破坏，在放射性治疗几天内发生。这种类型的甲状腺炎可能会导致轻微的颈部不适，如甲状腺区疼痛、水肿，有时还会导致甲亢症状的暂时恶化，

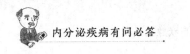

远期可出现永久性甲减。

6. 急性感染性甲状腺炎

当某些细菌，如葡萄球菌或链球菌感染甲状腺时，就会发生急性感染性甲状腺炎。患者会突然出现单侧颈部疼痛、发热、并出现红色和柔软的颈部肿块伴局部皮温升高，有些患者伴随吞咽痛。患者甲状腺功能通常保持正常，偶有甲状腺毒症或甲状腺功能减退出现。

7. 药物性甲状腺炎

这是一种由胺碘酮、干扰素、锂剂和细胞因子等药物引起的甲状腺破坏。抗癌药物免疫检查点抑制剂可通过增强患者对癌细胞的免疫系统反应而造成对甲状腺的破坏。

8. 木样甲状腺炎

木样甲状腺炎又被称为里德尔甲状腺炎（Riedel）。Riedel甲状腺炎是一种罕见的疾病，由慢性炎症和甲状腺纤维化引起，以甲状腺纤维硬化性病变为主要特征，病因及早期临床症状不明显，甲状腺功能正常，晚期甲状腺功能减退，增生的纤维瘢痕组织压迫可导致声音嘶哑、呼吸及吞咽困难。

第八节 甲状旁腺疾病

 甲状旁腺功能亢进症

甲状旁腺位于甲状腺后面，大约一粒米的大小，共有 4 个腺体，主要产生甲状旁腺激素，在调节人体血液中的钙和磷水平方面发挥作用，有助于维持神经、肌肉和骨骼健康。

1. 甲状旁腺功能亢进症有哪些表现?

甲状旁腺功能亢进症，简称甲旁亢，其症状的出现与否和轻重程度与患者血钙水平升高速度、升高程度、持续时间及耐受性有关。

（1）高钙血症：肌肉软弱无力；记忆力减退，性格改变；皮肤瘙痒；消化功能下降，出现食欲不振、恶心、呕吐、便秘等；还可出现血压升高等症状和体征；严重者会出现肾功能损害和心律失常等。临床 5% 患者伴有胰腺炎，一般胰腺炎时血钙降低，如患者血钙正常或增高，应考虑甲旁亢的存在可能性。

（2）骨骼系统症状：可出现全身弥漫性、逐渐加重的持续性骨痛，骨骼畸形，病理性骨折，牙齿松动或脱落等。

（3）泌尿系统症状：常出现烦渴、多饮、多尿，反复发作的泌尿系统结石和泌尿系统感染，病程长或病情重的患者可出现肾功能不全等。

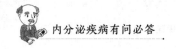

2. 甲状旁腺功能亢进症的原因有哪些?

甲旁亢是人体内甲状旁腺激素合成与分泌过多所致,可分为原发性甲旁亢、继发性甲旁亢、三发性甲旁亢三种。

（1）原发性甲状旁腺功能亢进症:一般是由甲状旁腺腺瘤或甲状旁腺增生引起。也就是类似甲状旁腺的组织多了,或者甲状旁腺增大了,甲状旁腺激素合成和分泌增多,引起原发性甲旁亢。

（2）继发性甲状旁腺功能亢进症:常继发于慢性肾功能不全、佝偻病、严重维生素 D 缺乏症和小肠吸收不良等,这些原因造成低血钙,甲状旁腺在接收到人体内血钙含量低的信号后,合成大量的甲状旁腺激素,以维持或恢复血钙到正常范围。

（3）三发性甲状旁腺功能亢进症:是在继发性甲旁亢的基础上,腺体由于长期受到低血钙信号的刺激,发展具有自主功能的增生腺体或腺瘤,自发性大量分泌甲状旁腺激素。所谓自发性就是不管是否接收到低血钙的信号,甲状旁腺都大量合成并分泌甲状旁腺激素造成甲状旁腺激素过多,主要见于肾衰竭患者。

另外,还有假性甲旁亢,是由某些恶性肿瘤分泌类似甲状旁腺激素的物质等导致的。人体内接收信号的叫作受体,受体认为只要暗号对接正确,那就可以发挥一样的作用,所以虽然甲状旁腺本身分泌的激素并不多,但恶性肿瘤分泌的类似物也和甲状旁腺激素一样与受体结合并发挥作用,造成甲状旁腺激素分泌过多的假象,使身体出现了甲旁亢的症状。

3. 甲状旁腺功能亢进怎样治疗？

（1）改善生活习惯：治疗旨在控制高钙血症、减少相关并发症。避免高钙饮食，固定钙、磷饮食（钙 0.7g/d、磷 1.2g/d）；多喝水，确保尿颜色接近清澈，可以减少肾结石的风险；定期运动锻炼，吸烟的患者尽量戒烟，有助于维持自身骨骼的健康；避免服用锂剂、噻嗪类利尿剂等。

（2）手术治疗：甲旁亢以单个腺瘤多见，占本病发生率的 80%～90%，增生少见，癌肿罕见。腺瘤以手术治疗为主。

（3）药物治疗：适用于不能手术或不接受手术的患者以及无症状患者，包括双膦酸盐、雌激素替代治疗、选择性雌激素受体调节剂及拟钙化合物。

二　甲状旁腺功能减退症

1. 甲状旁腺功能减退症的原因有哪些？

（1）甲状旁腺激素生成减少：见于甲状旁腺缺如、受损或发育障碍，如手术时切除、损伤甲状旁腺或其血管，也可见于放射治疗后、肿瘤广泛转移等。还可见于新生儿，一般为暂时性，在 5～10 天恢复到正常水平，与甲状旁腺发育不成熟有关。

（2）甲状旁腺激素分泌受抑制：常因其他疾病导致的高钙血症、低镁血症使甲状旁腺激素分泌受抑制，甲亢患者手术治疗后也会出现暂时性甲旁减。

（3）甲状旁腺激素作用障碍：一般受遗传因素影响，接收

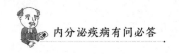

信号的受体不能识别或者不敏感，导致甲状旁腺激素含量正常甚至偏高，但是无法发挥作用。也被称为假性甲旁减。

2. 甲状旁腺功能减退症的临床表现如何？

低钙血症是常见的临床特征，其是否出现取决于血钙下降的速度、程度以及其持续的时间。

（1）肌肉痉挛：当血清游离钙低于 4.3mg/dl（1.07mmol/L），即相当于总血钙 7.0 ～ 7.7mg/dl（1.75 ～ 1.92mmol/L）时可有临床表现。甲旁减患者的初期阶段有麻木、刺痛及蚁走感等感觉异常。典型病例会发生手足抽搐，手足呈鹰爪状，严重者有惊厥发作。

（2）神经系统症状：严重低钙血症的患者可出现惊厥或癫痫样全身抽搐，常被误诊为癫痫大发作。长期慢性低钙血症还可引起帕金森病表现、精神症状，如烦躁易激动等。

（3）其他：皮肤瘙痒、干燥、水肿、粗糙，斑片状脱发，消化功能降低，如食欲不振、恶心、呕吐，心律不齐，牙齿、骨骼生长发育障碍，白内障等。

3. 甲状旁腺功能减退症如何治疗？

甲旁减的治疗目标是控制病情，缓解症状，纠正低血钙，宜将血清钙保持在 2.0 ～ 2.25mmol/L，并使尿钙排量 < 8.75mmol/24h（即 350mg/24h，或不多于 400mg/24h）以防止手足抽搐发作，同时避免尿路结石、肾钙质沉积和肾功能减退，并防止维生素中毒。

（1）急性低钙血症处理：补充钙剂和维生素 D，并纠正低镁血症，缓解临床症状；同时避免治疗后继发的高钙血症和高钙尿症。

（2）暂时性甲旁减可不必治疗。

（3）可逆性的甲旁减应适当治疗，如对伴低镁血症者补充镁盐。

（4）永久性甲状旁腺激素缺乏性甲旁减患者，可以选择甲状旁腺激素提取液替代治疗，一般每 1～2 天皮下、肌内或静脉注射一次，但是长期用药可能会因产生抗体而失效。

（5）对药物治疗无效或已发生各种并发症的甲旁减患者，可考虑同种异体甲状旁腺移植治疗，甲状旁腺的移植对部分患者有良好的效果。

（6）不能进行移植的患者及假性甲旁减患者需终生口服维生素 D 制剂治疗。

（7）纠正低钙血症治疗，包括补充维生素 D 并在食物中摄取钙 1～1.5g/d。在饮食中不能摄入足量的钙时可加用药物钙盐，如碳酸钙。

第四章

骨代谢疾病

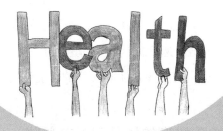

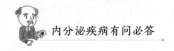

 第一节　骨质疏松症

一　什么是骨质疏松症

　　骨质疏松症是一种以骨量减少和原有骨组织微结构破坏为特征的代谢性骨病，跌倒或受到轻微的压力（如弯腰或咳嗽）都可能导致骨折，这种骨折被称为骨质疏松症相关骨折，最常见于髋关节、手腕或脊柱。

　　骨骼处在不断更新的状态，年轻时，人体制造新骨的速度比分解旧骨的速度快，骨量也会增加。20 岁以后，骨量增加的速度变慢了，大多数人在 25 ～ 30 岁时达到骨量的峰值。随着年龄的增长，骨量的流失速度比其产生的速度更快。但如果年轻时获得的骨量较多，日后患骨质疏松症的可能性就会减小。

二　骨质疏松症的危险因素有哪些

　　骨质疏松症的危险因素有些是不可改变的，包括①性别，女性比男性更容易患骨质疏松症；②年龄，随着年龄的增长，性激素分泌减少，营养吸收能力下降、器官功能衰退导致维生素 D 缺乏等因素都会增加患骨质疏松症的风险；③种族，白人和亚裔，患骨质疏松症的风险较高；④家族史，父母或兄弟姐妹患有骨质疏松症会使其面临更大的风险，特别是当其父母有髋部骨折病史时子女患骨质疏松症的风险更大；⑤身体结构，身材矮小的男性和女性往往有更高的风险。

一些其他原因也可导致骨质疏松症。绝经，患有疾病（如甲状腺功能亢进症、糖尿病、胃切除术后、炎症性肠病、肾脏或肝脏疾病、类风湿关节炎等），服用药物（如糖皮质激素、肝素、甲氨蝶呤等），吸烟、饮酒、喝浓茶和（或）含咖啡因过高的饮料，缺乏运动、缺乏日照、低钙、低维生素 D 饮食等均为骨质疏松症的常见诱因。

三 骨质疏松症的危害有哪些

骨质疏松症也被称为"静默的流行病"，患者早期常无明显症状，一般在骨折后才被发现。骨质疏松症患者易发生骨

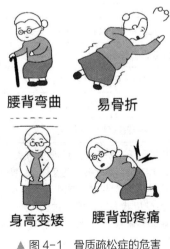

腰背弯曲　　　易骨折

身高变矮　　　腰背部疼痛

▲ 图 4-1　骨质疏松症的危害

折，或因骨质疏松症导致的脊椎压缩性骨折引起腰背部甚至全身骨痛、身材变矮、驼背、乏力等症状。根据国际骨质疏松基金会（IOF）调查显示，全球每3秒钟就会发生一起骨质疏松症性骨折。骨质疏松症性骨折就是指在轻微的外力下发生的骨折，也被称为脆性骨折，脆性骨折的患者往往会留下伤残等后遗症，进而影响生活质量。

四 我会得骨质疏松症吗

针对骨质疏松症主要危险因素，国际骨质疏松基金会（IOF）提出的"IOF 骨质疏松症风险一分钟测试题"可用以评估骨质疏松症的高危人群，试题包括9项内容，见表4-1。

表4-1 IOF 骨质疏松症风险一分钟测试题

问题	回答
实际年龄超过60岁（女性）/70岁（男性）？	是 否
50岁之后是否有骨折史？	是 否
是否体质量过轻（BMI < 19 kg/m²）？	是 否
是否于40岁后身高减少超过4 cm？	是 否
父母任何一方是否有髋部骨折史？	是 否
是否存在以下任一情况：类风湿关节炎、消化道疾病（炎症性肠病、乳糜泻）、糖尿病、慢性肾脏病、甲状腺或甲状旁腺疾病（甲状腺或甲状旁腺功能亢进症）、肺病（慢性阻塞性肺疾病）、长时间制动、艾滋病(HIV)？	是 否

续表

	问题	回答
	是否接受过以下药物治疗：曾服用类固醇激素（如是否持续服用泼尼松 3 个月及以上）、噻唑烷二酮类药物、器官移植术后免疫抑制剂、抗抑郁药物、抗惊厥药物、抗癫痫药？	是　　否
	女士回答：是否存在以下任一情况：乳腺癌、接受芳香化酶抑制剂治疗乳腺癌、早绝经、不正常闭经、卵巢切除或由于性腺功能减退导致低雌激素水平？	是　　否
	男士回答：是否存在以下任一情况：前列腺癌、接受雄激素剥夺治疗前列腺癌、低睾酮（性腺功能减退）、是否过量饮酒（每天超过 3 个单位）和 / 或目前是否吸烟？	
结果判断	上述问题，要其中有一题回答结果为"是"，提示存在骨质疏松症的风险，并建议进行骨密度检查或 FRAX 风险评估	

如果有结果为"是"者，就表明存在患骨质疏松症的风险，您可能需要到医院骨科或专科进一步诊治。

五　如何诊断骨质疏松症

目前，通过双能 X 射线吸收测定法（DXA）测量髋部和脊柱的骨密度通常被认为是诊断骨质疏松症和预测骨折风险最可靠的方法。这是一种快速、无痛、无创的检查。当患者躺在检

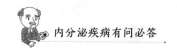

查床上时，DXA通过扫描仪发射低水平的X射线扫描其身体，从而测量骨骼的骨密度，尤其是髋关节、股骨颈和腰椎等容易骨折的部位。此检查辐射量非常低，远低于胸部X光检查期间的辐射量，整个过程需10～30分钟。

骨质疏松症的诊断依据DXA骨密度结果中的T值和Z值。对于绝经后女性、50岁及以上的男性，主要看T值。T值≥－1.0为骨量正常；－2.5＜T值＜－1.0为骨量减少；T值≤－2.5为骨质疏松。对于儿童、绝经前女性和50岁以下男性，主要看Z值。Z值≤－2.0视为低于同年龄段预期范围或低骨量。

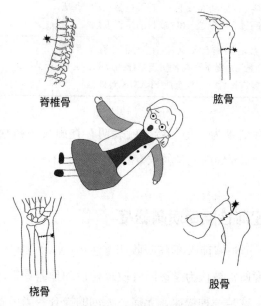

▲ 图4-2 容易发生骨折的部位

如何治疗骨质疏松症

骨质疏松症的治疗包括改善生活习惯和药物治疗。

1. 如何改善生活习惯?

（1）合理膳食：养成高钙、低盐和适量蛋白质的均衡饮食习惯对于预防骨质疏松症有益。含钙较丰富的食物包括乳制品、绿色蔬菜（如白菜、西蓝花、甘蓝菜、芜菁）、带骨三文鱼或沙丁鱼、大豆制品（如豆腐、豆浆）、钙强化谷物和橙汁。

（2）适当运动：运动是骨质疏松症治疗计划的重要组成部分。对骨骼健康最好的体育活动包括力量训练或抗阻力训练。骨骼是活组织，在儿童和成人时期，运动可以使骨骼更强壮。而对于老年人来说，锻炼不能够再增加骨量，但是，定期锻炼可以帮助老年人增强肌肉质量和力量、改善运动能力，从而降低摔倒的概率。可进行快步走、哑铃操、划船运动等负重运动，也可进行太极拳、瑜伽、舞蹈和乒乓球等肌肉力量练习。运动应循序渐进、持之以恒。

（3）常晒太阳：成人每天需要进行20～30分钟的日照，使体内产生有活性的维生素D。

（4）生活习惯：避免吸烟、酗酒。吸烟会加速骨质流失，同时也应避免摄入过多咖啡因及碳酸饮料。

（5）慎用影响骨代谢的药物。

（6）预防跌倒。

2. 治疗骨质疏松症的药物有哪些? 见表 4-2

（1）钙剂和维生素D：钙和维生素D是保持骨量和预防

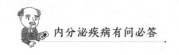

骨质疏松症的重要营养物质。成人维持骨骼健康的适宜量是每日摄入 800mg 钙，而绝经后的女性和老年人推荐每日摄入 1000mg 钙。调查显示，我国老年人每日可从日常饮食中获得 400mg 钙，因此，我们还应在饮食之外额外补充 500 ～ 600mg。

维生素 D：成人每天应摄入 200U（5μg）维生素 D，老年人每天应摄入 400 ～ 800U（10 ～ 20μg）。非活性维生素 D 主要用于骨质疏松症的预防，活性维生素 D 可促进肠钙吸收，增加肾小管对钙的重吸收，可用于各种骨质疏松症的治疗。服用钙剂和活性维生素 D 的患者应定期复查血、尿钙和血磷水平，防止产生高钙血症和高磷血症。

（2）双膦酸盐：双膦酸盐可抑制破骨细胞活性，进而抑制骨吸收，通常是骨质疏松症治疗的首选药物。推荐老年骨质疏松症患者使用双膦酸类药物作为骨质疏松症治疗药物，用药期间需补充钙剂，并监测血钙、磷和骨吸收生化标志物。

（3）甲状旁腺激素类似物（PTHa）：对于使用双膦酸盐类等药物疗效不好、有禁忌证或者不能耐受的老年骨质疏松症患者，或是因使用类固醇药物而引起骨密度非常低、骨折或骨质疏松症患者可以选择使用甲状旁腺激素类似物。小剂量 PTHa 可促进骨形成，增加骨量。

（4）雌激素或选择性雌激素受体调节剂：雌激素和雌孕激素联合疗法（激素疗法）被用于预防绝经后女性的骨质疏松症和骨折，但这种治疗方式会增加发生血栓、子宫内膜癌、乳腺癌以及心脏病的风险。因此，目前建议女性患者在其他药物无效的情况下，以最低剂量、最短时间使用激素治疗。

（5）RANK 配体（RANKL）抑制剂：这是一种有助于减缓骨质流失的抑制剂，被用于治疗骨质疏松症。适用于绝经后骨质疏松症女性或骨折风险高的男性患者、患有骨质疏松症并正在接受前列腺癌治疗的男性患者、患有骨质流失并正在接受乳腺癌治疗的女性患者、对其他类型的骨质疏松症治疗没有反应的男性和女性患者。

（6）降钙素：降钙素为骨吸收的抑制剂，可抑制破骨细胞活性，减少骨吸收，这类药物的另一突出特点是能够明显缓解骨痛，可应用于新发骨折。常用药物为鲑鱼降钙素注射液，一般根据病情每周皮下或肌内注射 2 ～ 7 次，每次 50 ～ 100U。少数患者有过敏现象，所以用药前应皮试。依降钙素是人工合成的鳗鱼降钙素衍生物 10U，每周 2 次肌内注射治疗，患者依从性更好。

表 4-2　常见治疗骨质疏松症的药物

分类	药物各类	代表药物	骨质疏松症		
			预防	男性	绝经后女性
骨健康基本补充剂	钙剂	碳酸钙	√	√	√
	维生素 D 活性维生素 D	维生素 D_3	√	√	√
		骨化三醇	×	√	√
骨吸收抑制剂	双膦酸盐	阿仑膦酸钠	×	√	√
	降钙素	鲑鱼降钙素	×	√	√
	雌激素	雌二醇	√	×	√
	选择性雌激素受体调节剂	雷洛昔芬	√	×	√
	RANKL 抑制剂	地舒单抗	×	√	√
骨形成促进剂	PTH 类似物	特立帕肽	×	×	√

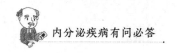

 什么是佝偻病

佝偻病是婴幼儿、儿童、青少年体内维生素 D 含量不足，导致钙、磷代谢紊乱，从而引起骨骼软化、骨强度降低的一种慢性营养性疾病。主要见于 2 岁以内婴幼儿，临床以消化不良、运动障碍和长骨弯曲变形为特征。

 佝偻病的原因是什么

凡是影响维生素 D 生成、代谢、作用的因素都可能是造成佝偻病的原因。

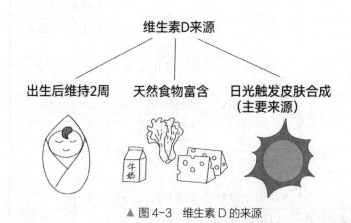

▲ 图 4-3　维生素 D 的来源

人体中维生素 D 的获取主要来源于皮肤和食物。人体内大部分维生素 D 来源于皮肤，皮肤经紫外线照射合成维生素 D_3，也可从食物中获得维生素 D_2 和 D_3。但是从这两种途径获得的维生素 D 通常是没有活性的，需在肝、肾被转化成有活性的维生素 D 成分，才能作用于维生素 D 受体发挥作用。因此，如果日照减少、空气污染等原因导致紫外线滤过减少，就会使皮肤合成维生素 D_3 不足。膳食中维生素 D 不足或消化道疾病也会影响维生素 D 吸收，如囊性纤维化、胃肠切除、小肠吸收障碍、炎症性肠病等。这种因维生素 D 缺乏造成的佝偻病也被称为维生素 D 缺乏性佝偻病。

如果肝、肾的某些疾病影响维生素 D 活化的进程也会导致佝偻病，比如，胆道闭锁导致的严重胆汁淤积性肝硬化、慢性肾功能不全所致的肾性营养不良，也可见于遗传性因素导致的肝肾功能缺陷等。这种佝偻病被称为维生素 D 依赖性佝偻病。此外，遗传性低血磷性佝偻病和肿瘤性骨软化症等获得性低血磷性佝偻病患者尿磷排出增加，血磷下降，导致肾脏对维生素 D 的活化受抑制，肠道对钙磷的吸收减少，加重低磷血症，也可发生佝偻病，被称为低血磷性佝偻病。

另外，维生素 D 受体异常也会导致佝偻病，一般受遗传因素影响，被称为维生素 D 抵抗性佝偻病。这些患者体内活性维生素 D 含量可能很高，但不能正常地被组织吸收并利用。

佝偻病的病因还有皮肤黝黑，深色皮肤中更多的黑色素会降低皮肤在阳光照射后产生维生素 D 的能力；母亲在怀孕期间

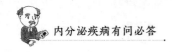

缺乏维生素 D；身处北纬地区；早产儿；某些抗癫痫药物；纯母乳喂养（母乳中没有足够的维生素 D，应添加维生素 D 滴剂）；婴儿出生时患有乳糜泻、炎症性肠病或肾脏疾病等。

三 佝偻病的症状有哪些

佝偻病根据病因和年龄不同，表现为：

生长延迟，运动技能延迟，脊柱、骨盆和腿部疼痛，肌肉无力或肌肉痉挛。此外，还有骨骼畸形如 O 形腿、X 形腿、脊柱侧弯、牙齿排列紊乱、漏斗胸、肋骨末端肿胀（念珠肋）、手腕和脚踝增粗等。

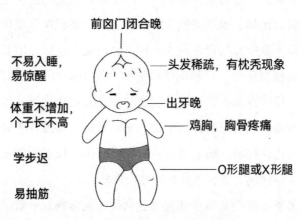

▲ 图 4-4　佝偻病患儿的症状和体征

四　佝偻病主要的并发症有哪些

如果得不到及时治疗，佝偻病将导致生长缺陷、脊柱侧弯畸形、骨折、牙齿缺陷等。

五　怎样预防佝偻病

维生素 D 缺乏性佝偻病的预防应从母亲围产期（自怀孕第28周到出生后一周）开始，以婴幼儿为重点对象并持续到青春期。

1. 晒太阳是维生素 D 的最佳来源。增加日照是最经济、安全、简便的方法。在初夏至秋末季节，可以让孩子在早 10：00到午后 3：00，暴露面部和四肢晒 15 ～ 30 分钟太阳，每周2 ～ 3 次，即可预防维生素 D 缺乏。

2. 合理饮食，适当补钙。可以给孩子食用谷类、面包、牛奶、橙汁等。

3. 不能充分日晒者，可补充维生素 D，维生素 D_2、D_3 均可。为预防婴儿佝偻病，推荐妊娠期和哺乳期女性每日补充维生素D 400 ～ 600U（10 ～ 15μg），冬季漫长和纬度高的地区可适当增加补充量。1 岁以内的婴儿建议补充 400U/ 天，1 ～ 18 岁儿童建议补充 400 ～ 600U/ 天。为了预防佝偻病，可以给孩子食用富含维生素 D 的食物，如鲑鱼、金枪鱼、鱼油和蛋黄等。

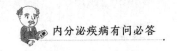

六 如何治疗佝偻病

佝偻病的治疗目的在于提高血清维生素 D 的含量，控制病情的发展，防止骨骼畸形。

1.药物疗法。维生素 D 缺乏性佝偻病患者口服普通维生素 D 后，常有显著疗效。

0～1 岁儿童先给予大剂量 2000IU/ 天（50μg/d）或 50000IU/ 周（1250μg/ 周）。治疗 6 周在血清 25– 羟维生素 D（25OHD）超过 30μg/L（75nmol/L）的条件下，减为维持量 400～1000IU/ 天（10～25μg/d）。

1～18 岁儿童先给予大剂量 2000IU/ 天（50μg/d）或 50000IU/ 周（1250μg/ 周），6 周后在血清 25OHD 超过 30μg/L（75nmol/L）的条件下，减为维持量 600～1000IU/ 天（15～25μg/d）。

成人先给予大剂量 6000IU/ 天（150μg/d）或 50000IU/ 周（1250μg/ 周），8 周后，在血清 25OHD 超过 30μg/L（75nmol/L）的条件下，减为维持量 1500～2000IU/ 天（37.5～50μg/d）。

2.对于肾脏内维生素 D 活化障碍的患者，目前常采用阿法骨化醇，每天 0.5～1.5μg，或骨化三醇，每天 0.5～1.0μg 治疗，同时也应该适量服用钙剂。

3.对于低血磷性佝偻病患者的治疗需要补充磷和活性维生素 D。

4.其他治疗 ①钙剂补充：对于维生素 D 缺乏及维生素 D

缺乏性佝偻病患者，在补充维生素 D 的同时，给予适量的钙剂，对改善症状及促进骨骼发育是有益的。同时调整膳食结构，增加钙的摄入；②微量元素补充：维生素 D 缺乏性佝偻病患者多伴有锌、铁降低，及时适量地补充微量元素，有利于骨骼健康成长，这也是防治维生素 D 缺乏性佝偻病的重要措施；③外科手术：对于伴严重骨骼畸形的患者可采取外科手术矫正畸形。

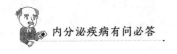

第三节 骨软化症

一 什么是骨软化症

骨软化症，即成人阶段发生的佝偻病，主要表现为骨质软化、骨样组织增生、骨骼畸形。多见于妊娠期和产褥期女性。患者早期表现为腰酸腿痛、行动不便、骨骼压痛，久而久之可因缺钙而发生骨质疏松症和骨骼畸形。患骨软化病的妊娠期女性所生婴儿可发生先天性佝偻病。

二 为什么会得骨软化症

病因多为维生素 D 和钙、磷缺乏（如营养不良，缺乏日照，反复妊娠和哺乳致骨内钙、磷储备耗尽等），少数病例是由肾小管病变或酶缺陷、肝病、使用抗惊厥药等所致。

三 如何治疗骨软化症

营养因素所致骨软化症者通过改善饮食、补充维生素 D 及钙剂即可治愈，但已形成的骨骼畸形不能恢复。增加户外活动、改善营养状况等措施即可预防。其他病因引起的骨软化症治疗各异，需对症治疗。

第五章

性早熟与青春期延迟

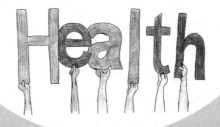

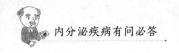

第一节　性早熟

随着生活水平的提高，世界范围内性发育开始年龄有所提前，使性早熟成为医生和家长关注的重点。一般认为女孩在8岁之前、男孩在9岁之前出现第二性征，同时内外生殖器快速发育为性早熟，通常女孩性早熟较男孩多。

一　性早熟如何分类

根据下丘脑—垂体—性腺轴（HPGA）是否启动，即下丘脑分泌的促性腺激素释放激素（GnRH）是否参与，将性早熟分为中枢性性早熟（HPGA启动）、外周性性早熟（HPGA未启动）和不完全性性早熟（HPGA部分启动，表现为单纯乳房早发育、单纯性阴毛早现和单纯性早初潮等）。

其中中枢性性早熟根据性早熟发育速度，分为快进展型性早熟、慢进展型性早熟；根据发病原因分为特发性中枢性性早熟和继发性中枢性性早熟。

除了内源性激素分泌增多可导致性早熟，外源性因素引起的性早熟更为常见，如过度焦虑、空气环境污染、食用含有雌激素或睾酮的成人处方药或膳食补充剂、过早接触色情内容等。

二 如何区分中枢性性早熟和外周性性早熟（症状体征）

中枢性性早熟和外周性性早熟在症状和体征上的差别见表5-1。

表5-1 中枢性性早熟和外周性性早熟的症状和体征

中枢性性早熟	外周性性早熟
第二性征提前出现	第二性征提前出现
线性生长加速	性征发育不按正常时间
骨龄超前	性腺大小在青春期前水平
性腺增大	促性腺激素在青春期前水平

注：第二性征提前出现年龄界定是指女孩8岁前、男孩9岁前；线性生长加速：年生长速度明显高于正常同龄人；骨龄超前：骨龄大于实际年龄1岁及以上；性腺增大：女孩子宫、卵巢容积增大，且卵巢内可见多个卵泡出现；男孩睾丸容积≥4mL。

三 性早熟对身体有哪些影响

1. 女孩由于性发育过早，引起早初潮。

2. 身材矮小。性早熟的孩子一开始可能快速生长，比同龄的其他孩子高。但是，他们的骨骼成熟太快，骨骺容易提前闭合，会导致这些孩子成人后比平均身高矮。

3. 社会和情感问题。第二性征过早发育及性成熟，可能会给患儿带来相应的心理压力或导致他们不安、痛苦，甚至社会行为异常。

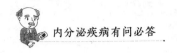

四　诊断需要完善哪些检查

1. 中枢性性早熟

（1）确定下丘脑—垂体—性腺轴启动：目前认为 GnRH 激发试验是诊断中枢性性早熟的"金标准"，GnRH 剂量为 2.5ug/（kg·次），最大剂量 100μg。当促黄体生成素（LH）峰值（免疫化学发光法）≥ 5.0U/L 且 LH 峰值 / 卵泡刺激素（FSH）峰值 ≥ 0.6 时，考虑 HPGA 启动。

（2）骨龄评估：对手和腕进行 X 线检查能够帮助确定患儿的骨龄，若骨龄超过实际年龄 ≥ 1 岁，可考虑 HPGA 启动。

（3）盆腔、睾丸超声：若性早熟患儿内外生殖器发育，性腺增大，可行此检查评估。

（4）头颅磁共振成像检查，肾上腺功能测定、甲状腺功能检验等：用于查找中枢性性早熟的原因。

2. 外周性性早熟

可根据患儿的症状体征及上述检查寻找病因。应注意长期外周性性早熟的高激素状态可转化为中枢性性早熟。

五　如何治疗性早熟

1. 中枢性性早熟

（1）继发性性早熟：某种疾病引起的性早熟，应行针对病因的治疗。

（2）特发性性早熟：常采用促性腺激素释放激素类似物

（GnRHa）治疗，如每月注射一次曲普瑞林或醋酸亮丙瑞林。还可选择组蛋白植入物，将其放在患儿上臂皮肤下，效果可维持一年。治疗的主要目的是抑制患儿过早青春期发育过程，增加终身高，避免精神、心理问题。用药过程中应每 3 个月监测发育情况、生长速率、激素水平等，每半年监测一次骨龄。值得注意的是，不是所有中枢性性早熟患儿都需要治疗，对于慢进展型的性早熟患儿可监测其生长速率，如果预测对成年身高影响不大，则不需要治疗，密切观察 3 ～ 6 个月即可。

2. 外周性性早熟

主要为针对病因治疗，如及时停用外源性雌激素、甲状腺激素治疗甲减、手术切除肿瘤、使用雌激素受体阻断剂抑制雌激素过多等。

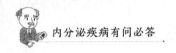

第二节 青春期延迟

 青春期延迟的定义是什么

　　青春期是儿童生长发育的关键时期，是由幼稚转向成熟的人生重要过渡阶段。随着家长对孩子生长发育越来越重视，青春期逐渐成为父母关注的重点。青春期启动无论过早或过晚，都容易对孩子以后的生活质量、心理等产生不良影响。目前认为，女孩 13 岁、男孩 14 岁后，无任何青春期发育的表现称为青春期延迟。此外，青春期启动正常但进程受阻，即女孩 16 岁后或青春期启动 5 年后无月经初潮，男孩青春期启动 5 年后未完成第二性征的发育，也被认为是青春期延迟。

青春期延迟的原因有哪些

　　根据有无自主青春期发育，分为暂时性和永久性两种类型；根据青春期延迟的发病机制，分为四类：体质性青春期生长发育延迟（CDGP）、功能性低促性腺激素性性腺功能减退（FHH）、低促性腺激素性性腺功能减退（HH）和高促性腺激素性性腺功能减退（Hyper H）。前二者为暂时性，后二者为永久性，即不经治疗，终生不会有第二性征的发育或发育不全。

1. 体质性青春期生长发育延迟

占患病率的53%，表现为"晚发育"。患儿本身体健，无智力障碍，表现为身高较同龄人低、面容幼稚，通常其父母或兄弟姐妹也有青春期延迟的病史。患儿通常在青春期发育晚于同龄人2～3年，但成年终身高基本正常。

2. 功能性低促性腺激素性性腺功能减退

激素性性腺功能减退占患病率的19%，主要是由于慢性疾病影响了下丘脑—垂体—性腺轴的成熟或抑制下丘脑促性腺激素释放激素的释放。如慢性胃肠的疾病、慢性贫血、过度精神压力、剧烈运动、长期应用糖皮质激素治疗等。原发疾病得到治疗后，青春期发育会逐渐完成。

3. 低促性腺激素性性腺功能减退

患者血清促性腺激素水平低，可由于先天或后天因素导致下丘脑分泌促性腺素释放激素减少或垂体分泌促性腺激素减少，占总患病率的12%，如特发性/孤立性低促性腺激素性性腺功能减退症（IHH）、垂体柄阻断综合征、颅咽管瘤、垂体瘤、头颅损伤后等。40%～60%IHH患者合并嗅觉障碍，称为卡尔曼（Kallmann）综合征。

4. 高促性腺激素性性腺功能减退症

大多数由遗传因素引起，患儿血清促性腺激素水平偏高，青春期启动时间可以正常，可有不同程度的第二性征发育，但不能达到完全发育的过程。女性患儿最常见于Turner综合征，男性患儿最常见于Klinefelter综合征。Turner综合征是由于女

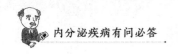

孩出生时，两条 X 染色体中的某一条部分或完全缺失。表现为心脏畸形、脊柱侧弯、斜视等。

三　当怀疑青春期延迟时，需要做哪些检查

1. 实验室检查：①促性腺激素水平测定，如血清黄体生成素（LH）、卵泡刺激素（FSH）。高促性腺激素性性腺功能减退症患者促性腺激素水平升高，其他类型患儿激素水平低于正常。青春期已启动者，LH 在 $0 \sim 0.7IU/L$ 提示 IHH；$LH \geq 0.7IU/L$，提示 CDGP；②除高促性腺激素性性腺功能减退症患儿外，其余类型患儿均需要评估全垂体功能，以明确病因，指导治疗。主要指标有生长激素（GH）、胰岛素样生长因子 –1（IGF–1）、泌乳素（PRL）、甲状腺轴激素（FT_4/ TSH）、肾上腺轴激素［ACTH/ 皮质醇（8am）］及 24h 尿量等。

2. 骨龄测量：通常是拍左手腕部 X 浅片，用 GP 图谱，根据手掌和腕关节的骨骼形态来判定骨龄。

3. 外周血染色体核型分析。

4. 盆腔和睾丸超声、头颅 CT 或 MRI。

5. 促性腺激素释放激素兴奋试验。

6. 绒毛膜促性腺激素兴奋试验。

四　青春期延迟需不需要干预，如何干预

对青春期延迟患儿进行治疗的主要目的为促进第二性征的

发育、使患儿成年后获得生育能力、解除患儿因发育延迟带来的心理问题。

1.对于体质性青春期延迟，通常不需要干预，应注意随访观察，加强营养，给予适当心理辅助治疗。必要时可遵医嘱采用小剂量性激素诱导法治疗。

2.对于其他原因造成的青春期延迟，应寻找病因并积极针对病因治疗。如对于慢性疾病或营养不良导致 FHH，需去除原发病因或改善营养状态；对于 HH 的治疗，包括雄激素替代、促性腺激素治疗、促性腺激素释放激素脉冲治疗；对于 Hyper H 的治疗，可用雄激素终身替代治疗。

第六章

垂体疾病

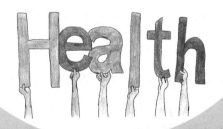

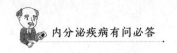

第一节　垂体疾病

　　垂体是位于大脑底部的蚕豆大小的腺体，产生多种激素，是下丘脑—垂体—靶腺调节机制中的重要构成部分。主要与生长激素（GH）；促性腺激素，如黄体生成素（LH）、卵泡刺激素（FSH）；促甲状腺素（TSH）；促肾上腺皮质激素（ACTH）；抗利尿激素（ADH）；催乳素有关，若垂体发生疾病，则上述激素的合成或分泌会受到影响。

一　生长激素异常有哪些特点

1. 生长激素缺乏的表现有哪些？

　　生长激素缺乏出现在儿童期和青春期的危害最大，容易导致生长缓慢，表现为面容幼稚、脸圆、头发纤细、牙齿萌出延迟且排列不整齐等。虽然患儿生长落后于同龄人，但身体各部分比例匀称。

　　现在家长们普遍关注孩子的身高问题，当发现孩子身高低于同龄人时，建议家长及时带孩子去医院就诊，因为在发育迟缓初期治疗的效果最好。生长激素缺乏性矮小症儿童的心理健康问题尤其需要我们关注，呼吁家长、学校、社会为身高偏低的少年儿童共同营造一个友好的成长环境，孩子放下心理包袱有助于更好地恢复生理状态。

如果在成年后出现生长激素水平偏低，易出现骨质疏松、肌肉萎缩、皮肤衰老、新陈代谢减慢等现象，因为构成身体的重要成分和营养物质合成变少，分解增多，整体呈现退行性趋势。

2. 生长激素过多的表现有哪些?

如果孩子在儿童时期生长激素分泌过多将导致生长速度快，表现为毛发旺盛、身高高于同龄儿童。如果生长激素持续保持在较高水平，发生在青春期前、骨骺线未闭合时，孩子会表现为巨人症。如果孩子生长速度过快，供应生长的原料（如蛋白质、钙、磷等营养物质）会相对不足，导致虽然身高较高，但是骨骼和肌肉的质量没有得到保障，容易发生骨折。如

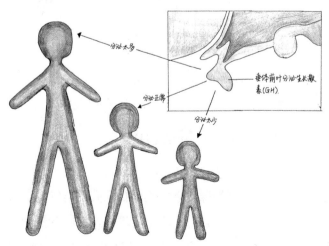

▲ 图6-1 垂体生长激素分泌过多、正常、过少时对身高的影响

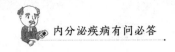

果过分补充外源性生长激素也会产生类似的后果。

如果发生在青春期后、骨骺线已闭合时，会表现为肢端肥大症。

成年人骨骺线已经闭合，骨骼已失去变粗变长的能力，因此过量的生长激素也不会导致身高过高，但是其促生长作用会体现在四肢和面部，引起肢端肥大症，表现为手指变粗，足部肥大，指、趾末端如杵状，面部呈现衰老肥胖改变（具体表现为额头纹理加重、眉毛粗大、鼻翼增宽、嘴唇变厚、下巴脂肪堆积、皮肤下垂）。

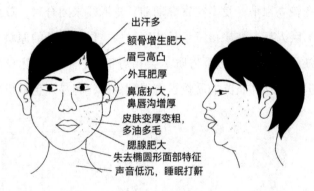

出汗多
额骨增生肥大
眉弓高凸
外耳肥厚
鼻底扩大，鼻唇沟增厚
皮肤变厚变粗，多油多毛
腮腺肥大
失去椭圆形面部特征
声音低沉，睡眠打鼾

▲ 图6-2　肢端肥大症患者的症状及体征

二 催乳素异常有哪些特点

1. 催乳素缺乏的表现有哪些？

催乳素缺乏和促性腺激素缺乏的临床表现类似，临床上统称为催乳素和促性腺激素分泌不足症候群。女性患者表现为生殖器萎缩、宫体缩小、会阴部和阴部黏膜萎缩，常伴阴道炎。

备孕女性患者常表现为长期闭经与不孕，产妇常表现为产后无乳及乳腺萎缩。

男性患者表现为睾丸松软缩小、全身肌肉力量减退、胡须稀少，伴性欲消失、性功能减退或低下，如发生在青春期前，可有喉结等男性第二性征发育不全表现。也可表现为毛发脱落，尤其以腋毛最为明显，部分患者有眉毛稀少、脱落现象。

2. 催乳素过多的表现有哪些？

催乳素过多，大量入血，称为高催乳素血症，特征性表现为患者乳头溢出乳汁样物质。高催乳素血症的患者，大约有 50% 的女性和 35% 的男性表现为溢乳，同时男性患者可有乳房发育。但要注意女性在月经周期和怀孕中后期也可出现乳头分泌物，这些属于正常现象，应该与病理性高催乳素血症做出区分。高催乳素血症也会导致性腺功能减退，若青春期前起病，女性则可表现为原发性闭经，男性患儿则为无青春期发育；若育龄期起病，女性患者表现为月经稀发甚至闭经，通常会引起不孕，男性患者主要表现为性欲低下、不育等。

值得欣慰的是，由于孕检的普及，育龄期女性计划生育前都会常规检查催乳素是否在正常范围内，为催乳素异常的早发现、早治疗提供了可能性。

三　抗利尿激素异常有哪些特点

1. 抗利尿激素缺乏的表现有哪些？

抗利尿激素控制肾脏的正常排尿功能，若抗利尿激素严重

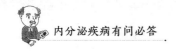

缺乏或部分缺乏，或肾脏对抗利尿激素不敏感，可导致肾小管重吸收水的功能障碍，从而出现以尿量增多、烦渴、多饮、低比重尿和低渗尿为特征的一组综合征，相应疾病名称叫尿崩症。正常成年人一天的排尿量为 2 ～ 4L，尿崩症患者 24 小时尿量可达 5 ～ 10L，但一般不超过 18L，尿比重常在 1.005 以下，尿色淡如清水。患者由于体内水分大量丢失，人体通过自动调节产生口渴感，会主动进水，但如果水分补充较少，丢失较多，患者可能表现为烦躁不安，类似于脱水的表现。

2. 抗利尿激素过多的表现有哪些？

因分泌异常增多或活性作用过强而导致的临床综合征较为罕见，其产生原因比较复杂，症状与低钠血症的程度相平行。如血清钠在 120mmol/L 以上，一般无症状；若下降至 120mmol/L 以下时可出现食欲不振、恶心呕吐等表现；继之烦躁不安、性格改变及精神错乱。血钠低于 110mmol/L 时，出现严重神经精神症状，甚至惊厥、昏迷，直至死亡。严重时患者会出现脑水肿，甚至出现幻觉、意识模糊等神经系统异常的表现。

四 促甲状腺激素异常有哪些特点

人体甲状腺位于颈部喉结正下方，能接受促甲状腺激素的刺激从而合成与分泌甲状腺激素。

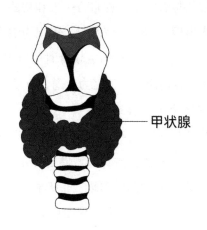

▲ 图6-3 甲状腺位置

1. 促甲状腺激素缺乏的表现有哪些?

促甲状腺激素对于维持甲状腺功能正常有重要意义。促甲

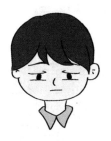

甲减的表现:
表情淡漠,抑郁,反应迟钝,
眼睑下垂,面部浮肿

▲ 图6-4 甲状腺功能减退症患者的表现

135

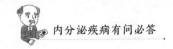

状腺激素长期偏低将影响甲状腺自身生长和功能，最终导致甲状腺功能减退症出现。当病情较轻时，表现为怕冷、皮肤干燥粗糙、皮肤苍白缺乏弹性等；病情较重时可以出现食欲减退、便秘、精神抑郁、表情淡漠、记忆力减退、行动迟缓等。

2. 促甲状腺激素过多的表现有哪些？

促甲状腺激素大量分泌会对人体产生两个阶段的影响。

第一个阶段，当甲状腺自身激素储备充足、功能正常时，大量促甲状腺激素刺激甲状腺功能正向表现，出现甲状腺功能亢进症的表现，简称甲亢。患者出现面色潮红、心跳加速、情绪激动易怒、怕热多汗等症状。

第二个阶段，当甲状腺自身激素消耗殆尽，此时更多的促甲状腺激素也不会进一步增强甲状腺功能，反而通过体内复杂的代谢机制导致甲状腺体积减小、功能减退，出现与甲亢表现完全相反的甲减症状。

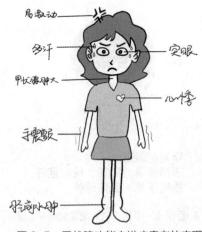

▲ 图6-5 甲状腺功能亢进症患者的表现

五 促肾上腺皮质激素异常有哪些特点

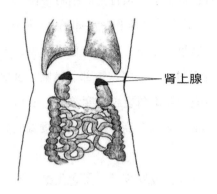

▲ 图6-6 肾上腺在人体的位置

注：位于肾脏上方，左右各一。

1. 促肾上腺皮质激素缺乏的表现有哪些？

促肾上腺皮质激素低下，患者往往表现为容易疲劳、体力差，有时有厌食、恶心、呕吐、体重减轻、脉搏微弱、血压低等表现，严重者有嗜睡、意识模糊，甚至可出现精神失常。

2. 促肾上腺皮质激素过多的表现有哪些？

促肾上腺皮质激素分泌增多引起的疾病叫作皮质醇增多症，也被称为库欣综合征。库欣综合征可在任何年龄发病，但多发于 20～45 岁，其中成人多于儿童，女性多于男性，男女比例大约为 1：4。

该病有以下特征性表现。

（1）向心性肥胖：肥胖以面、颈、胸、腹部为著，而四肢

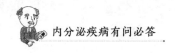

相对较纤细。

（2）水牛背：颈背部、锁骨上窝脂肪堆积。

（3）满月脸：面部脂肪堆积，形如满月，脸圆而呈暗红色。

（4）紫纹：宽度＞1cm，大概与食指同宽，中段较宽、两端较细，常出现于腹部、大腿、臀部、腋窝、乳房（注：妊娠纹及生长过快造成的纤维断裂纹宽度常＜1cm）。

（5）血糖异常：血糖升高，出现糖耐量减低甚至类固醇性糖尿病。

（6）多血质外貌：皮肤变薄、颜色发红，比正常人更易出现皮肤瘀斑，成年患者常见。

（7）肌无力：严重者可出现，以近端肌为著，表现为梳头、爬楼梯费力，下蹲后起立困难等。

（8）高血压：以舒张压升高为著。

（9）骨质疏松：病程较久的患者可伴发，随病情进展可出现全身骨痛、自发性骨折等表现。

（10）多毛：面部、上唇、颌下、腹部、腰背部等部位体毛增多，一般为细毳毛，多见于女性患者，中年及以上患者可出现秃顶。

（11）性功能异常：育龄期女性患者可出现月经紊乱、继发性闭经、难以受孕，少数轻症患者可正常妊娠。男性患者有睾丸变小变软、阴茎缩短、勃起功能障碍的表现。

（12）易感染：对感染的抵抗力明显减弱，且感染不易被控制。

（13）皮肤色素沉着：多见于腋下及皮肤易受摩擦的部位，如肘部、颈部、皮肤皱褶处等。

（14）神经精神症状：患者常有不同程度的精神、情绪变化，如情绪不稳定、烦躁、失眠，严重者甚至精神变态，个别可发生躁狂症。

（15）其他：皮肤痤疮、粉刺；伤口不易愈合；手脚、指（趾）甲、肛周常出现真菌感染；患儿可能出现生长发育迟缓，随着库欣综合征的好转及治愈，生长速度可恢复正常，但最终身高可能低于正常。

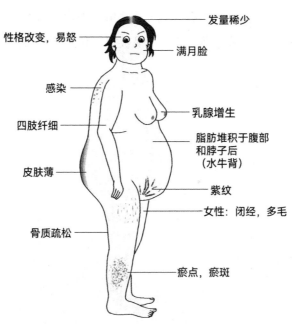

发量稀少

性格改变，易怒

满月脸

感染

乳腺增生

四肢纤细

脂肪堆积于腹部和脖子后（水牛背）

皮肤薄

紫纹

女性：闭经，多毛

骨质疏松

瘀点，瘀斑

▲ 图 6-7 库欣综合征患者的特征表现

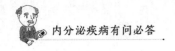

 促性腺激素异常有哪些特点

1. 促性腺激素缺乏的表现有哪些?

绝经前女性缺乏促性腺激素可出现闭经、不孕、阴道干燥以及某些女性性征消失。男性缺乏促性腺激素可出现睾丸萎缩、精子生成减少,进而导致勃起功能障碍,也可出现某些男性性征消失。

2. 促性腺激素过多的表现有哪些?

发育期青少年可表现为性早熟。女孩 8 岁以前、男孩 9 岁以前,出现与年龄不相符的性征,如女孩乳房增大、阴毛或腋毛生长;男孩出现阴囊和睾丸增大等。但由于这些症状或体征涉及的部位比较隐私,往往容易被家长和孩子忽视。

第二节　垂体疾病的相关检查有哪些

　垂体疾病的影像检查有哪些

垂体疾病的影像检查包括 X 线、彩超、CT、核磁等。正常检查的辐射剂量不会给身体造成过度影响，患者朋友不必过于担心。

1. X 线

X 线检查的基本原理有两个方面，一方面 X 线具有穿透效

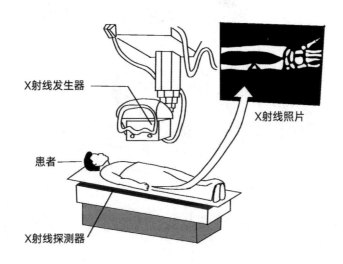

▲ 图 6-8　X 线图片拍摄过程

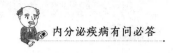

应、荧光效应和感光效应，另一方面是射线基于人体组织之间厚度和密度的差别出现不同显影。当 X 线透过人体不同密度的组织结构时，射线被吸收的程度不同，最终到达荧屏或胶片上的 X 线量也就不同。这样，在荧屏或 X 线片上就可以形成黑白对比鲜明的影像。

目前常用的 X 线检查部位有胸部、腹部、骨关节等。

2. 彩超

彩色多普勒超声简称为彩超，指黑白超声与彩色多普勒超声信号叠加，把获得的血流信号经彩色数字编码后实时叠加在二维图像上，形成不同器官的彩色超声血流图像。

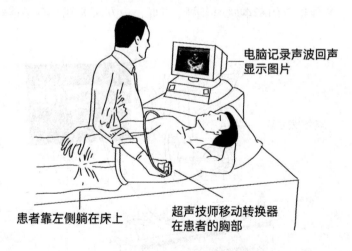

电脑记录声波回声显示图片

患者靠左侧躺在床上

超声技师移动转换器在患者的胸部

▲ 图 6-9　彩超图片采集过程

可以借助彩超反映甲状腺、肾上腺、卵巢等器官的形态和结构。

3. CT

CT 即电子计算机断层扫描，该检查一般包括 CT 平扫和增强 CT 扫描。CT 机是利用 X 线束对人体某部位进行一个接一个的断面扫描，由接收器感应透过该层面的射线，将其转变为可见光后，由光信号转换变为电信号，再经模拟数字转换器转为数字，输入计算机处理，进行成像。

CT 与传统 X 线平片相比，克服了影像重叠的问题，即使相邻器官组织密度差异不大也能够形成清晰的对比图像。与核素扫描及超声图像相比，CT 图像清晰、不同组织位置关系明确、病变显示良好且病变的诊断准确率高。

4.MRI

MRI 即磁共振成像，原理是利用核磁共振所释放的能量在物质内部不同结构的衰减不同，通过外加梯度磁场检测所发射出的电磁波，据此可以绘制成物体内部结构图像。

有五类人群不适宜进行核磁共振检查，即已安装心脏起搏器、体内有金属异物或假体、动脉瘤银夹结扎术后、急危重症和幽闭恐惧症患者。另外，妊娠不足 3 个月的女性患者，最好不要做核磁共振检查，以免对胎儿产生不良影响。

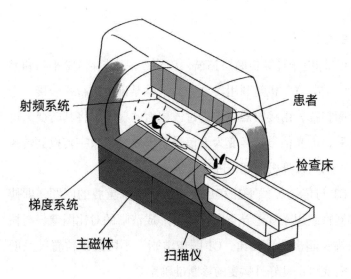

射频系统

患者

检查床

梯度系统

主磁体

扫描仪

▲ 图6-11 核磁共振成像过程

二 垂体疾病的实验室（化验）检查有哪些

　　实验室检查通常指针对血液、尿液、其他体液或组织样本的检查，以反映身体各脏器的功能是否正常。垂体相关化验检查项目有：血常规、肝脏功能、肾脏功能、血清生长激素、血清催乳素、性激素系列、皮质醇激素、甲状腺激素等。

第三节　垂体疾病的治疗药物有哪些

1. 生长激素

本质为重组人生长激素，通过补充与正常生长激素结构类似的化学物质发挥作用，纠正患儿自身生长激素的缺乏。适用于生长激素缺乏引起的儿童矮小症。

2. 利尿剂

种类众多，包括作用于肾脏的各个部位以促进尿液排出的药物，以及促进将细胞内的水分转移到细胞外以减轻水肿的药物。不同种类利尿剂促进水分排出的作用机制也不尽相同。适用于水肿性疾病，高血压，钠、钾、镁等电解质代谢紊乱的治疗。

3. 溴隐亭

是一种多巴胺受体激动剂，可抑制患者体内自身催乳素的分泌。适用于高泌乳素血症引起的月经不调和女性不孕症。溴隐亭应持续服用至患者月经周期恢复正常或恢复排卵。

4. 糖皮质激素

按照作用时间长短分为短效制剂、中效制剂和长效制剂，如氢化可的松或泼尼松，可作为因促肾上腺皮质激素缺乏而无法生成足够的肾上腺激素发挥作用的替代治疗。这些药物一般需要口服。

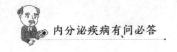

5. 左甲状腺素

外源性补充甲状腺激素类似物（左甲状腺素），替代甲状腺激素功能，可纠正因促甲状腺激素分泌过低导致的甲状腺激素水平低下。应用左甲状腺素进行治疗时，患者需要按医嘱服药并监测甲状腺功能。如果超过个体的耐受剂量或者过量服药，特别是治疗开始时剂量增加过快，有可能导致患者出现甲状腺功能亢进症的临床症状，如心动过速、多汗等，此时需减少左甲状腺素用量，上述症状均可得到改善。

6. 性激素

此类药物众多，不同药物的适应证、用法用量和不良反应各不相同，其中包括男性睾酮和女性雌激素或雌激素和黄体酮的组合。睾酮可以通过注射、皮肤贴剂或凝胶给药，女性激素替代药物可以通过药丸、凝胶或贴剂给药。现以雌激素类似物戊酸雌二醇举例，其适用于与雌激素缺乏相关的绝经等，不良反应有心血管意外、良性乳腺疾病、子宫肿瘤风险增加等。

值得注意的是，药物的种类、剂量、生产厂家不同，导致药效、用量、不良反应都不尽相同，具体应以相应药物使用说明书为准。

第四节　垂体疾病对生活质量的可能影响

与所有其他疾病类似，垂体疾病对患者生活质量的影响取决于疾病的严重程度和患者自身的耐受程度。从客观上来说，疾病本身的发生性质、部位很大程度上影响了患者的恢复水平和预期寿命，但是患者自身良好的心态和对疾病充分的认识也对疾病的恢复和生活质量的改善起重要作用。

1. 一些类型的垂体病变会导致患者体形和面容的改变，短时间内患者可能出现体重大幅增加或减轻，容易产生心理负担，此时需接受这种改变并树立信心，用微笑面对生活。在许多患有内分泌疾病的患者身上，都能看到他们积极乐观的心态，这些患者的生活不被他人的言语左右，即使患病依然积极向上地生活，这样的生活状态更助于疾病的好转。

2. 部分患者症状表现为怕冷、怕热、出汗、排尿增多，服药后仍未得到改善，可能是药物尚未起效，因为药物分子从胃肠道被吸收进入血液循环，最终抵达病灶需要一定时间，此时患者可根据情况进行衣物增减、控制饮水量等，让自己的身体尽可能达到舒适的状态。

3. 催乳素和性激素异常可能导致不孕不育，此时需要伴侣

147

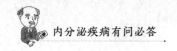

双方勤沟通，相互理解，药物治疗是首选方案，如有必要可通过激素泵治疗或辅助生殖技术，如试管婴儿。

4.有的疾病会导致患者情绪低落、烦躁等，大多数患者通过药物治疗、社会系统和家庭的支持，心理状态能有所改善或完全好转。

垂体相关疾病的患者在服用药物治疗无效后，可接受外科手术治疗，此时需要患者的家人给予关心和支持，家人的陪伴和温暖对患者疾病的恢复有莫大的好处。

第五节　垂体疾病的预防和康复措施有哪些

 垂体疾病的预防措施有哪些

大众对垂体疾病了解甚少，加之疾病本身起病隐匿，往往到疾病表现明显，严重影响患者生活质量时才引起重视，才去医院就诊。

目前尚无统一的垂体疾病筛查方法，但是规律体检，进行脑部 MRI 检查有助于判断垂体大小是否正常，如有问题及早发现。此外，常规体检项目不涵盖垂体功能检查是垂体疾病发现较晚的另一个原因。垂体功能可通过生长激素、性激素、皮质醇等激素水平反应，而常规体检通常不包括这些项目。

所以当自己的身体有异常时及早就医是民众自我保健的主要方法。另外，通过阅读本章，相信你已经初步了解垂体疾病的早期临床表现，这有助于自查。

值得注意的是，内分泌系统是涉及全身的动态网络，饮食健康、规律锻炼、保证睡眠质量虽然是老生常谈，却是远离各种疾病（包括垂体疾病）最有效的方法。

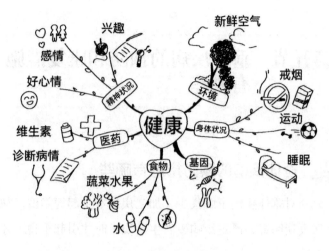

▲ 图6-12 垂体疾病的防治措施

🔢 垂体疾病的康复措施有哪些

　　垂体疾病的康复通常需要医患双方共同努力。一方面，医生需要根据患者病情推荐合理的用药或手术方案，复杂的垂体疾病需要各个科室，如内分泌科和神经外科的联合治疗；另一方面，患者需要严格遵循医生的治疗方案，并且密切关注自己的病情，必要时做病情进展记录，并把身体状况的不适或改善及时反馈给医生。双方共同努力，才能事半功倍，战胜疾病。

　　垂体疾病不可怕，针对较为高发的高催乳素血症、垂体瘤等垂体疾病，我们已经掌握较为成熟的手术和用药方案，大部分垂体疾病患者经过医治后可获得明显改善。特殊类型垂体疾病患者的预期寿命和生活质量需要根据其具体病情分析。

　　了解所患垂体疾病的相关知识能帮助患者更好地认识疾病，积极和病友沟通有助于心态的调整和恢复方法的学习。患者朋友们可以通过正规医疗渠道学习和掌握恢复方法，切勿盲从他人治疗经验，因为每个人的病情不同，适合别人的方案未必对每个人有效。同时也不要迷恋保健品的功效，接受正规的治疗才对身体有最大的好处。

第七章

肾上腺相关疾病

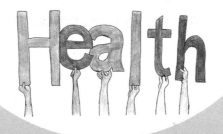

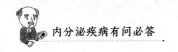

肾上腺相关疾病主要包括肾上腺皮质疾病和肾上腺髓质疾病两大类。

其中肾上腺皮质疾病主要包括以下几种：

（1）肾上腺皮质功能亢进症：皮质醇增多症（库欣综合征）、原发性醛固酮增多症、肾上腺性男性化综合征。

（2）肾上腺皮质功能减退症：慢性肾上腺皮质功能减退症，如艾迪生病等；急性肾上腺皮质功能减退症；选择性醛固酮过少症。

（3）先天性肾上腺皮质增生症。

（4）肾上腺意外瘤。

肾上腺髓质疾病主要包括：嗜铬细胞瘤、副神经节瘤等。

第一节　库欣综合征

一　什么是库欣综合征

库欣综合征，或被称为皮质醇增多症，主要特点是各种病因造成体内糖皮质激素（主要是皮质醇）过多所致病症的总称。其中最多见者为垂体促肾上腺皮质激素（ACTH）分泌亢进所引起的临床类型，称为库欣病。

二　库欣综合征分类有哪些

库欣综合征的发生可以是肾上腺本身的病变导致的，也可由垂体病变、身体其他部位的肿瘤引起。最常见的库欣综合征的类型有以下两种。

1. 依赖 ACTH 的库欣综合征。库欣病、异位 ACTH 综合征、异位促肾上腺皮质激素释放激素（CRH）综合征。

2. 不依赖 ACTH 的库欣综合征。肾上腺皮质腺瘤、肾上腺皮质癌、不依赖 ACTH 的双侧肾上腺小结节性增生、不依赖 ACTH 的双侧肾上腺大结节性增生。

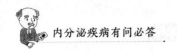

三 库欣综合征患者的表现有哪些

库欣综合征患者往往会有特征性症状或体征（见第六章垂体疾病），当有满月脸、水牛背、向心性肥胖和皮肤紫纹时，要警惕库欣综合征。另外，库欣综合征的患者往往有皮肤色素沉着。

四 如何诊断库欣综合征

1. 首先，需要确定患者体内的糖皮质激素是否过度分泌。血清皮质醇分泌节律和 24 小时尿游离皮质醇可以较好地反映患者体内的糖皮质激素水平。临床上常采用这两项检查进行库欣综合征的早期筛查。

2. 如上述两项检查出现异常，需行进一步检查确诊体内糖皮质激素的过度分泌。临床上常采用小剂量地塞米松抑制试验作为确诊试验。

3. 如果以上各项检查均提示患者有患库欣综合征的可能性，我们需要明确库欣综合征的病因，临床上常采用以下方法鉴别：血促肾上腺皮质激素测定、大剂量地塞米松抑制试验、影像学检查等。

五 库欣综合征的影像学检查有哪些

1. 肾上腺 CT 平扫 + 增强：肾上腺皮质增生、腺瘤、腺癌患者两侧肾上腺可出现异常改变。

2. 蝶鞍区磁共振检查：评估患者垂体大小及是否有垂体腺瘤。

六　库欣综合征如何治疗

库欣综合征患者的常规治疗目前主要包括手术、药物、放射治疗等。治疗目标包括治疗原发病、降低皮质醇水平、缓解临床症状等，使患者生化指标恢复正常或接近正常，长期控制防止复发。

手术切除是有明确病灶定位患者的首选治疗方式。库欣病患者可行经蝶窦垂体腺瘤切除术，肾上腺腺瘤者可经腹腔镜行肿瘤切除，异位 ACTH 综合征患者的治疗取决于对肿瘤的鉴别、定位和分类。

放射治疗适用于皮质醇增多症手术后未缓解的患者。

药物治疗适用于无手术指征的患者，或作为手术、放疗后的辅助治疗。

七　什么是假性库欣综合征

长期酗酒或口服激素类药物的患者可出现皮质醇继发性增多和类似库欣综合征的表现，如向心性肥胖、满月脸、水牛背、多血质外貌、皮肤紫纹、肌无力、骨质疏松、女性多毛等。戒酒或停药后，可恢复正常。

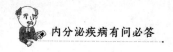

还有部分假性库欣综合征是由于肥胖，这些患者可有高血压、月经稀少或闭经等临床表现。

假性库欣综合征与真性库欣综合征的鉴别，主要是看皮质醇分泌的浓度以及节律等。假性库欣综合征患者的治疗主要是去除影响因素，如戒酒、控制体重等。

第二节 原发性醛固酮增多症

一 什么是原发性醛固酮增多症

　　原发性醛固酮增多症，简称原醛症，由于肾上腺皮质病变引起醛固酮分泌增多，导致醛固酮水平升高，发挥保钠排钾的作用，使得水钠潴留、尿钾增多，主要表现为低血钾和高血压。以往认为其患病率占高血压患者的 0.4% ～ 2.0%，近年来，发现在高血压患者中，原醛症患病率为 10% 左右。

二 当出现哪些表现时，提示可能患有原醛症

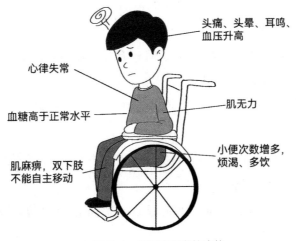

头痛、头晕、耳鸣、血压升高

心律失常

肌无力

血糖高于正常水平

小便次数增多，烦渴、多饮

肌麻痹，双下肢不能自主移动

▲ 图 7-1　原醛症患者的症状

高血压、低血钾曾被认为是原醛症最典型的临床表现，但一些研究表明，只有 9% ～ 37% 的原醛症患者存在低钾血症，由于其灵敏度和特异度较低，目前低钾血症已不能作为筛查原醛症的良好指标，而高血压为原醛症患者最常出现的症状，随病情进展，血压逐渐升高，服用常用降压药效果不佳，部分患者可呈难治性高血压。另外，原醛症患者可有神经肌肉功能障碍，表现为肌无力及周期性肢端麻木、手足抽搐；肾脏表现，如多尿、夜尿增多、口渴多饮，易并发尿路感染；心脏表现，如心律失常等。

三　何时需进行原醛症的常规筛查

1. 血压一直高于 150/100mmHg。

2. 在服用 3 种降压药物的情况下，血压仍然高于 140/90mmHg 或者服用 4 种降压药物联合降压时，血压＜ 140/90mmHg。

3. 家族中有＜ 40 岁的亲属患有高血压或者脑血管疾病，且您本身也患有高血压。

4. 患有高血压，且其一级亲属中有原醛症患者。

5. 同时有高血压和低血钾的表现。

6. 患有高血压，合并其他疾病或者常规体检行影像学检查时发现有肾上腺肿物。

7. 患有高血压，同时伴有睡觉打鼾、白天嗜睡等表现。

四　如何进行原醛症的常规筛查

目前临床上将血浆醛固酮/血浆肾素活性比值作为原醛症的首选筛查指标。

筛查方法：抽血检测患者立位、卧位时血浆醛固酮、肾素含量，计算血浆醛固酮/血浆肾素活性比值。患者需要在晚上8点至次日早8点保持卧位，抽第一次血，此次抽血用于检测患者卧位时血浆醛固酮、肾素水平。第一次抽血完成后，给予患者经肌内注射呋塞米（0.7mg/kg）并需要患者保持非卧位2小时，尽量保持行走、站立，也可坐位，然后抽第二次血，此次抽血用来检测患者在立位时血浆醛固酮、肾素水平。原醛症患者的血浆醛固酮水平增高，而血管紧张素Ⅱ水平降低，血浆醛固酮（ng/dL）/血浆肾素活性比值 > 30 [ng/mL·h] 提示原醛症可能性，比值 > 50 具有诊断意义。

由于人体血浆醛固酮、肾素水平受很多因素影响，在进行检查之前，临床医生需要评估患者体内的钠钾水平，并停用可能影响的药物，排除药物对血浆醛固酮、肾素含量测定的影响。如螺内酯、阿米洛利、氢氯噻嗪、呋塞米等药物，需停用至少4周，卡托普利、依那普利、氯沙坦、厄贝沙坦、硝苯地平、氨氯地平需停用至少2周。

五　高血压、低血钾说明一定患有原醛症吗

高血压、低血钾并不是原醛症特有的表现，临床上有很多

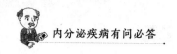

疾病也会出现高血压、低血钾的表现。

1. 真性盐皮质激素过多综合征。有高血压、低血钾的表现，但无血尿醛固酮水平的增高，伴有双侧肾上腺皮质增生。这类疾病是由肾上腺皮质激素合成酶异常导致的，所以患者还可有糖皮质激素、性激素合成异常引起的一些表现。

2. 表象性盐皮质激素过多综合征。表现为严重的高血压、低血钾性碱中毒，尿游离皮质醇降低，血尿醛固酮水平多正常。主要见于儿童和青年人。此病用螺内酯治疗有效。

3. Liddle 综合征。是一种常染色体显性遗传病。表现为高血压伴有低血钾，患者体内醛固酮水平降低，使用螺内酯治疗无效。

4. Wilms 瘤或肾小球旁细胞瘤。多见于青年人，有严重的高血压、低血钾，多伴有血尿、腹胀，血浆肾素活性较高。

5. 高血压的恶性型。肾缺血引起肾素水平增高，部分患者可呈低血钾，进展快，常有氮质血症或尿毒症。一般无碱中毒，由于肾功能减退，可有酸中毒。

6. 肾动脉狭窄所致高血压。进展快，在上腹中部或肋脊角区可闻及血管杂音，放射性核素肾图显示患者肾功能异常，可行肾动脉造影以确诊。

7. 一侧肾萎缩。可引起严重高血压及低血钾。

六 明确原醛症诊断后，如何治疗

目前原醛症的治疗方法主要为手术治疗和药物治疗。其中，醛固酮瘤的根治方法为手术切除，特发性增生者手术效果差，应采用药物治疗，如螺内酯、钙通道阻滞剂、糖皮质激素等，但需注意长期应用螺内酯可出现男性乳腺发育、阳痿，女性月经不调等不良反应，此时可改用氨苯蝶啶或阿米洛利。但不管是采取手术治疗还是药物治疗，均可辅以降压药物对症治疗。

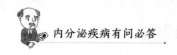

第三节　慢性肾上腺皮质功能减退症

 什么是慢性肾上腺皮质功能减退症?

慢性肾上腺皮质功能减退症是多种原因导致的肾上腺不同程度破坏、肾上腺大部或全部切除术后，以及下丘脑和垂体病变引起的肾上腺皮质激素（盐皮质激素、糖皮质激素）分泌不足。给人体正常代谢和脏器功能带来不利影响。

继发性慢性肾上腺皮质功能减退常由下丘脑—垂体病变引起。原发性慢性肾上腺皮质功能减退症，又称为艾迪生病（Addison 病），是最常见的肾上腺皮质功能减退症类型。

不管是原发性还是继发性的肾上腺皮质功能减退症，都表现为皮质激素分泌不足。我们以 Addison 病为例来介绍肾上腺皮质功能减退症。

 什么是 Addison 病

Addison 病主要是由肾上腺本身病变导致的功能减退，具体原因包括自身免疫、感染（如结核或真菌感染）、肾上腺转移性癌肿、先天性肾上腺皮质增生等。

Addison 病有哪些表现

Addison 病常见的表现有疲乏无力、食欲不振、明显消瘦、腹痛等。其他表现包括头晕、眼花、恶心、呕吐、腹泻、易激动或抑郁淡漠、女性月经失调或闭经、男性阳痿等。

全身皮肤色素沉着是 Addison 病最常见以及最具特征性的表现，几乎见于每个患者。色素沉着以瘢痕处、四肢和面部等暴露部位、皮肤皱褶处、乳头、乳晕等处最为显著。色素沉着的严重程度不一，颜色深者似焦煤，浅者如棕黑、棕黄、古铜色，更浅者仅色素较多于正常人。

四 如何诊断 Addison 病

Addison 病患者可有血钠、空腹血糖、血皮质醇及尿游离皮质醇水平降低，血钾轻度升高。促肾上腺皮质激素释放试验也是诊断的重要手段。另外，可以借助 CT、MRI 等，如结核病患者的 X 片、CT 或 MRI 检查可示肾上腺增大及钙化阴影；其他（感染、出血、转移性病变）患者的 CT 检查可见肾上腺增大；自身免疫病患者的肾上腺不增大。

五 Addison 病如何治疗

Addison 病由于肾上腺皮质功能不足，不能分泌足够的皮质激素维持人体正常的生理功能而产生症状。目前多采用激素

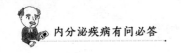

替代的治疗方法，通过外源性的替代激素来弥补内源性激素的不足。如可的松、氢化可的松、泼尼松等。如补充糖皮质激素后，患者仍有明显的头晕、乏力、血压偏低，说明盐皮质激素分泌不足，需加用 9a- 氟氢可的松补充盐皮质激素。有些继发性肾上腺皮质功能减退症患者可正常分泌盐皮质激素，无须额外服用药物补充。

当患者合并有感染、外伤及其他严重应激时，激素替代治疗的剂量应加大，维持此剂量一段时间后逐渐恢复至一般维持剂量。

六　治疗过程中的注意事项有哪些

本病属于慢性疾病，在维持治疗的过程中，须避免感染、创伤、手术、过劳、大量出汗、呕吐、腹泻或突然中断糖皮质激素治疗等情况，规避肾上腺危象的发生。

宜适当食用富含糖类、蛋白质、维生素的食物，如谷类、水果蔬菜、动物内脏、鱼肉、鸡肉、大豆、蛋类等食物；增加微量元素钠的摄入，减少钾的摄入，如适当增加食用盐、咸肉、燕麦片、苏打饼干等含钠量高的食物，减少食用红薯、番茄酱、甜菜、酸奶等含钾量高的食物。

长期高糖皮质激素水平会增加骨质疏松的风险，因此在激素替代治疗的过程中，应在膳食中适当补充钙和维生素 D，如适当食用增加牛奶及奶制品、豆类及豆制品、深绿色蔬菜、贝类等食物。

第四节　先天性肾上腺皮质增生症

 什么是先天性肾上腺皮质增生症

先天性肾上腺皮质增生症是一种常染色体隐性遗传病，是皮质激素合成过程中关键酶的先天缺陷所导致的糖皮质激素、盐皮质激素、性激素中一种或者多种分泌不足，出现相应激素不足的表现。酶缺乏的主要类型包括 21- 羟化酶、11β- 羟化酶、17α- 羟化酶、3β- 羟类固醇脱氢酶、类固醇合成急性调节蛋白缺乏等。

 21- 羟化酶缺乏的表现有哪些

21- 羟化酶缺乏会引起糖皮质激素、醛固酮合成分泌减少，性激素（主要是睾酮）分泌增加。女性患者表现为痤疮、多毛、闭经、不孕以及阴蒂增大、阴唇融合、无乳房发育等男性化特征。男性患者表现为幼儿期（1 岁时）开始出现性早熟和第二性征的发育，但成年后睾丸发育低于正常水平，无法产生精液及精子。21- 羟化酶严重缺乏的患者，还会出现严重的低血钠、高血钾、低血压、低血糖等表现。

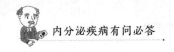

三 11β-羟化酶缺乏的表现有哪些

11β-羟化酶缺乏可导致 11-去氧皮质酮增多，而皮质醇和醛固酮合成减少，在促肾上腺皮质激素作用下造成肾上腺分泌过量雄激素，引起女性患者男性化、男性患者性早熟以及疲乏无力、食欲不振、皮肤色素沉着等慢性肾上腺皮质功能不足的表现。女性患者虽有多毛等男性化表现，但仍有正常月经。与 21-羟化酶缺乏患者的低血压表现不同的是，11β-羟化酶缺乏的患者有血压升高的表现。

四 17α-羟化酶缺乏的表现有哪些

17α-羟化酶缺乏可导致女性患者无月经初潮、乳房发育、阴毛生长等；男性患者表现为外生殖器呈女性型或假两性畸形；出现高血压、低血钾等表现。

五 3β-羟类固醇脱氢酶缺乏的表现有哪些

3β-羟类固醇脱氢酶缺乏可导致女性患者有多毛等男性化表现；男性患者表现为生殖器发育不全，如尿道下裂、隐睾、乳房发育等；严重者会出现低血钠、高血钾、低血压、低血糖等表现。

六 类固醇合成急性调节蛋白缺乏的表现有哪些

类固醇合成急性调节蛋白缺乏主要引起类脂质性先天性肾上腺皮质增生。会出现糖皮质激素、盐皮质激素、性激素不足的表现及脂质堆积对性腺的损害。

七 如何诊断先天性肾上腺皮质增生症

先天性肾上腺皮质增生症主要依据各类酶缺乏的特异性表现、影像学检查、染色体核型检测、基因检测等综合分析，做出诊断。

八 先天性肾上腺皮质增生症如何治疗

先天性肾上腺皮质增生症的患者可依据其缺乏的激素，给予外源性的激素替代治疗，或通过药物治疗降低身体产生的雄激素量。

有严重低血压、低血钠、高血钾、低血糖表现者，应及时给予等渗生理盐水、葡萄糖溶液治疗，维持正常血容量、血压和血糖水平。

对于外生殖器发育异常的患者可行重建手术进行矫正。

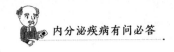

第五节　肾上腺意外瘤

一　什么是肾上腺意外瘤

　　肾上腺意外瘤是指因为健康体检或其他非肾上腺疾病行影像学检查时意外发现的肾上腺肿物。肾上腺意外瘤大多无分泌激素功能，根据良恶性，可以分为良性肿瘤，如腺瘤、囊肿、增生等；恶性肿瘤，如嗜铬细胞瘤、神经母细胞瘤等。有一部分肾上腺意外瘤可以是转移癌、先天性肾上腺皮质增生等。

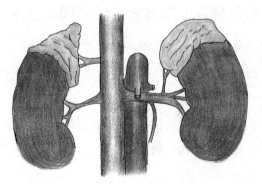

▲ 图7-2　肾上腺意外瘤

二　肾上腺意外瘤如何治疗

　　经影像学检查发现的肾上腺意外瘤，临床医生首先会评估其有没有异常分泌激素和它的良恶性，根据其性质决定治疗方案。

异常分泌激素并有相应的临床表现者，应采取手术切除的治疗方法；无激素的异常分泌且肿瘤体积较小者，可暂不切除，定期复查即可。需在初次发现意外瘤后的 3 ～ 6 个月以及随后的每年进行 1 次影像学检查，并需每年评估 1 次激素水平。如在定期复查过程中发现瘤体增大 1cm 以上或者出现激素的异常分泌时，应及时进行手术切除治疗。

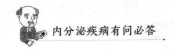

第六节　嗜铬细胞瘤

 什么是嗜铬细胞瘤

　　嗜铬细胞瘤是起源于肾上腺髓质、交感神经节或其他部位的嗜铬组织，它会异常分泌大量儿茶酚胺类物质，引起持续性或阵发性高血压以及多个器官功能及代谢紊乱，是一种继发性高血压疾病。

　　本病在各个年龄阶段均可发生，多见于青中年。其中，位于肾上腺者占 80%～90%，大多为一侧性，大多数为良性肿瘤，恶性仅占 10%。

 哪些表现提示嗜铬细胞瘤的可能

　　嗜铬细胞瘤会引起继发性高血压疾病。如果高血压患者出现以下表现时，提示高血压可能是由嗜铬细胞瘤引起的：口服常规的降压药物，血压无明显改善，服用酚妥拉明、哌唑嗪、尼卡地平等可降低血压；血压升高伴多汗、心跳加快、体重降低、头痛、焦虑、烦躁，并且血压波动幅度大。

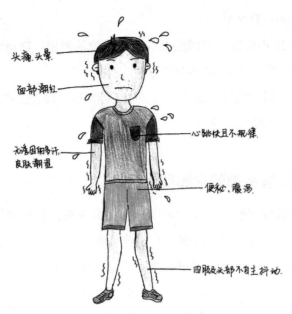

头痛、头晕

面部潮红

无诱因的多汗、
皮肤潮湿

心跳快且不规律

便秘、腹泻

四肢及头部不自主抖动

▲ 图 7-3　嗜铬细胞瘤患者症状及体征

　　上述表现并非每一位嗜铬细胞瘤患者都会出现，有些患者可无任何嗜铬细胞瘤相关表现，仅于因其他疾病行影像学检查时意外发现。

三　嗜铬细胞瘤如何诊断

　　当出现上述疑似嗜铬细胞瘤的表现，需进行一系列检查以确诊。

　　1. 血儿茶酚胺及其代谢产物的测定：检测体内血儿茶酚胺及其代谢产物的含量时，需要在空腹卧床休息 30 分钟后抽血，

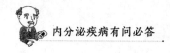

以免影响检验结果。

2.24 小时尿儿茶酚胺及其代谢产物的测定：进行此项检查，需要留取全天 24 小时的尿液。

3.影像学检查：超声、CT、MRI 等，这些检查需要在确保血压平稳的情况下进行。

四 嗜铬细胞瘤如何治疗

嗜铬细胞瘤多是良性肿瘤，恶性者少见。恶性嗜铬细胞瘤对化疗、放疗均不敏感，治疗较困难，一般采取药物治疗，如甲基对位酪氨酸、链脲霉素等。良性嗜铬细胞瘤首选手术治疗。

进行手术之前，需要使血压和心率稳定在相对安全的范围内，临床上常用的降压药物为唑嗪类，如特拉唑嗪，常用的控制心率的药物有普萘洛尔，需服用这些药物至少 2 周之后再进行手术。

手术切除肿瘤后，患者血压大多可恢复正常。在术后的第 1 周内，患者血压有可能会偏高，术后 1 个月左右一般可以恢复正常。可在术后 1 个月左右复查血和尿儿茶酚胺等指标，由临床医生评价治疗效果。

如果在手术治疗后血压一直未能恢复正常，可能是合并有原发性高血压或者是体内的儿茶酚胺水平长期增高，损伤血管导致。

嗜铬细胞瘤有多发或者复发的可能性，患者接受手术治疗后需要定期复查。

五 妊娠合并嗜铬细胞瘤，该怎么办

妊娠合并嗜铬细胞瘤很少见，一旦发生，对母亲及胎儿的危害极大。

如果在妊娠期间出现突发性高血压、常规降压药物无法控制的高血压、妊娠前 3 个月内高血压，应想到嗜铬细胞瘤的可能。需及时检测血和尿儿茶酚胺的含量、进行 MRI 检查，确定是否患有嗜铬细胞瘤。

妊娠合并嗜铬细胞瘤时，需根据妊娠的不同时期予以不同的治疗方案：①妊娠 7 ～ 10 个月，采取手术切除肿瘤联合剖宫产术娩出胎儿；②妊娠 4 ～ 9 个月，行手术切除肿瘤。

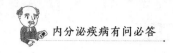

第七节　肾上腺肿物

　肾上腺肿物的类型有哪些

　　肾上腺肿物常见的类型有三种：糖皮质激素瘤、醛固酮瘤、儿茶酚胺瘤。这三种腺瘤通过异常分泌过量的激素对患者的身心健康造成影响。

二　肾上腺肿物如何治疗

　　当意外发现肾上腺肿物或者出现如前所述的相关肾上腺疾病的症状和体征时，需要前往内分泌科就诊，进行相关化验检查，确诊肾上腺肿物有无功能（是否异常分泌激素）。无功能肿物通常不需特殊处理，定期复查即可。如有功能，需确诊是哪种类型，对症采取药物治疗或者手术治疗。如特发性醛固酮增多症（原发性醛固酮增多症的一种），无须手术切除腺瘤，服用螺内酯以及补钾药物即可。需要手术治疗的，可转诊至泌尿外科进行手术，泌尿外科医生会根据肾上腺瘤的大小、部位，选择手术方式。术后，医生会根据肾上腺功能的恢复情况，酌情给予外源激素补充治疗。

参考文献

［1］葛均波，徐永健，王辰.内科学（第9版）［M］.北京：人民卫生出版社，2018.

［2］Li L, Pandol S J.Interaction between endocrine and exocrine pancreas［J］.Front Endocrinol（Lausanne），2022,（13）：967066.

［3］Clegg A，Hassan-Smith Z.Frailty and the endocrine system［J］.Lancet Diabetes Endocrinol，2018，6（9）：743-752.

［4］中华医学会糖尿病学分会.中国2型糖尿病防治指南（2020年版）［J］.中华糖尿病杂志，2021，13（4）：315-409.

［5］中国疾病预防控制中心营养与食品安全所.中国食物成分表（第2版）.北京：北京大学医学出版社，2009.

［6］Li L M, Jiang B G, Sun L L.HNF1A：From monogenic diabetes to type 2 diabetes and gestational diabetes mellitus［J］.Front Endocrinol（Lausanne），2022,（13）：829565.

［7］Seaquist E R, Anderson J, Childs B, et al.Hypoglycemia and diabetes：a report of a workgroup of the American Diabetes Association and the Endocrine Society［J］.J Clin Endocrinol Metab,

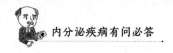

内分泌疾病有问必答

2013, 98（5）：1845–1859.

［8］Qiu S, Cai X, Yin H，et al.Exercise training and endothelial function in patients with type 2 diabetes：a meta-analysis［J］.Cardiovasc Diabetol，2018, 17（1）：64.

［9］Care D.Medical Care in Diabe tes22020［J］.Diabe tes Care, 2020,（43）: S135.

［10］Dalbeth N, Choi H K, Joosten L A B, et al.Gout（Primer）［J］. Nat Rev Dis Primers, 2019, 5（1）：69.

［11］Danve A, Sehra ST, Neogi T.Role of diet in hyperuricemia and gout［J］.Best Pract Res Clin Rheumatol, 2021, 35（4）：101723.

［12］Nieradko–Iwanicka B.The role of alcohol consumption in pathogenesis of gout［J］. Crit Rev Food Sci Nutr, 2022, 62（25）：7129–7137.

［13］Nilsson M，Fagman H.Development of the thyroid gland［J］. Development, 2017, 144（12）：2123–2140.

［14］中华医学会地方病学分会，中国营养学会，中华医学会内分泌学分会.中国居民补碘指南［M］.北京：人民卫生出版社，2018.

［15］中华医学会内分泌学分会.成人甲状腺功能减退症诊治指南［J］.中华内分泌代谢杂志，2017，33（2）：167–180.

［16］Ralli M, Angeletti D, Fiore M, et al.Hashimoto's thyroiditis: An update on pathogenic mechanisms, diagnostic protocols, therapeutic strategies, and potential malignant transformation［J］.Autoimmun Rev, 2020, 19（10）：102649.

［17］Sjölin G, Holmberg M, Törring O, et al.The long-term outcome of treatment for Graves'hyperthyroidism［J］.Thyroid, 2019, 29（11）:1545-1557.

［18］《中国骨质疏松杂志》骨代谢专家组.骨代谢生化指标临床应用专家共识（2023 修订版）［J］.中国骨质疏松杂志，2023，29（4）：469-476.

［19］袁凌青，吴文，金小岚.维生素 D 缺乏的管理［J］.中华骨质疏松和骨矿盐疾病杂志，2018，11（1）：73-77.

［20］Muppidi V, Meegada S R, Rehman A.Secondary Hyperparathyroidism［J］. StatPearls［Internet］.StatPearls Publishing, Treasure Island（FL）, 2023.

［21］Rasquin Leon L I, Anastasopoulou C, Mayrin J V.Polycystic ovarian disease［J］.StatPearls:Treasure Island（FL）, USA. 2022.

［22］Zaheer S, LeBoff M S.Osteoporosis：prevention and treatment［J］. Endotext［Internet］2022.

［23］Kota AS, Ejaz S.Precocious puberty［M］//StatPearls［Internet］. StatPearls Publishing, 2023.

［24］Chung TT, Monson JP.Hypopituitarism［J］. Endotext［Internet］, 2022.

［25］Gounden V, Anastasopoulou C, Jialal I.Hypopituitarism.

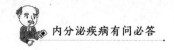

内分泌疾病有问必答

［Updated 2022 Jul 24］［J］. StatPearls［Internet］.Treasure Island（FL）：StatPearls Publishing 2022.

［26］Cullingford D J, Siafarikas A, Choong CS.Genetic Etiology of Congenital Hypopituitarism［M］//Endotext［Internet］. MDText.com，Inc, 2023.

［27］Martin-Grace J, Dineen R, Sherlock M，et al.Adrenal insufficiency：physiology, clinical presentation and diagnostic challenges.Clin Chim Acta, 2020,（505）：78-91.

［28］Cobb A, Aeddula N R.Primary Hyperaldosteronism［M］//StatPearls［Internet］. StatPearls Publishing, 2023.